AF862486

La pédagogie des urgences à l'ère du numérique en contexte de COVID -19

Émergences Africaines

Dirigée par Magloire KEDE ONANA

La collection « ÉMERGENCES AFRICAINES » se propose de renverser des certitudes faciles. Nous sommes convaincus que l'Afrique, longtemps considérée comme en retrait, s'ouvre au monde, et est plus que jamais au cœur des enjeux. Son Histoire ne doit plus s'écrire ailleurs, par des continents eux-mêmes en crise de modèles à proposer/imposer.

Une nouvelle génération très entreprenante d'Africains et d'Africanistes existe aujourd'hui, qui problématise et réécrit l'Histoire du continent dans toutes ses facettes, et par une approche multidisciplinaire. Il s'agit de dévoiler une Afrique des « Bonnes Nouvelles » : celle qui, parce que plus ouverte au monde, présente tous ses atouts d'émergence.

Dernière arrivée dans la compétition mondiale, l'Afrique est capable d'apporter un élan différent à la mondialisation grâce à son devenir, qui est subordonné à son être.

Dernières parutions

Victor-Joseph BELLA, *L'Ultime mort du Ressuscité*, 2022.
Guy David MBARA A BETSEM, *La chose constatée devant le Comité des droits de l'Homme des Nations Unies. Contribution à la théorie de l'expertise internationale*, 2021.
Jules Ambroise NOPOUDEM, *Le Cameroun dans l'accord de partenariat de Cotonou. Une analyse de la mise en oeuvre des Programmes indicatifs Nationaux du Fonds européen de Développement (2000-2020)*, 2021.
Rock Cyrille ABADA, *Révisions constitutionnelles et stabilité sociopolitique en Afrique francophone post-guerre froide*, 2021.
Sabine Sylvie MENGUE, *La quête du nom* (roman), 2021.
Sabine Sylvie MENGUE, *L'anthropologie au féminin à la lumière d'Edith Stein. Pour un éveil de conscience de la femme au Cameroun*, 2021.
Jean-Paul OSSAH MVONDO, *L'archéologie. De la restitution de l'histoire à l'émergence de l'Afrique*, 2021.

Marcelline DJEUMENI TCHAMABE

La pédagogie des urgences à l'ère du numérique en contexte de COVID -19

L'Harmattan

© 2022, L'Harmattan
5-7, rue de l'École-Polytechnique – 75005 Paris
www.editions-harmattan.fr
ISBN : 978-2-14-020805-8
EAN : 9782140208058

SOMMAIRE

Editorial

La Formation Ouverte et A Distance (FOAD) avec ses variances FAD et MOOCS, est une solution adoptée à la crise sanitaire que traverse le monde aujourd'hui avec impact dans tous les secteurs de l'éducation formelle, informelle et non formelle et de la formation. S'agissant des Etats africains en particulier, le moins qu'on puisse dire, c'est qu'ils n'étaient pas préparés à cette pandémie et doivent faire face maintenant à une crise multidimensionnelle : sanitaire, éducationnelle, économique et sociétale. Les répercussions sur les systèmes éducatifs et universitaires sont sans précédent, et risquent de fragiliser les efforts consentis pour l'atteinte de l'ODD4.

C'est dans ce contexte, que le secteur de l'éducation, a pris le virage forcé des cours en ligne et des apprentissages à distance dans l'urgence. Les ministères en charge de l'Education ont pris des dispositions pour assurer la continuité des cours par le biais du numérique éducatif et de l'éducation à distance. C'est une riposte à plusieurs vitesses et à géométrie variables et mérite que la recherche se penche sur ces multiples FOAD en vue de mieux comprendre les enjeux et les défis technologiques, pédagogiques et didactiques en vue de dégager les perspectives pour accompagner les Etats dans une réponse structurelle.

Parmi ces mesures, certains pays pour faire la FOAD ont pensé à la radio en tant que mode de communication populaire pouvait favoriser une éducation de masse en quantité et en qualité. En effet, depuis des années, le débat autour des médias scolaires et particulièrement de la Radio et de la Télévision éducative reste toujours d'actualité et se pose en des termes aussi divers que variés en prenant en compte la dimension temporelle, spatiale ou comparative.

Une radio et une télévision est dite scolaires quand elles diffusent un enseignement relié à des contraintes scolaires comme les programmes: les cours télévisés ou radiodiffusés. Elles supposent une inscription préalable de l'apprenant et l'accomplissement de travaux qui feront l'objet d'une évaluation. Pour CANAC la télévision scolaire possède trois caractères : documentaires, analytiques et incantatoires. Elle permet de produire : films courts, diapositives, bandes magnétiques, image fixe, documents filmés… Dans tous les cas, la radio ou l'audiovisuel sont des médias pour faire la « classe autrement » avec des conséquences sur les savoirs et sur les acteurs de l'enseignement /apprentissage de l'utilisation de ces technologies d'autant plus que des études ont montré que la population scolaire passe beaucoup de temps devant les écrans de télévision de son plein gré (CONFEMEN) et la possession de la radio et de la télévision dans les familles serait un facteur favorable à l'apprentissage.

Bien que la radio et la télévision diffusent des programmes en Français en anglais et en langues locales et qu'elles soient ainsi répandues, les systèmes éducatifs avant la COVID-19 n'ont pas beaucoup pris en compte ces médias (Djeumeni, 2010).

Avec Internet et les plateformes de formation à distance, les Moocs et les réseaux sociaux se sont multipliées comme solution, contribution à l'éducation dans l'atteinte des objectifs de l'élargissement de l'accès de l'éducation au plus grand nombre et de l'universalisation de la qualité de l'enseignement primaire, secondaire et universitaire même pendant les confinements. Mais l'accès reste inégal. Compte tenu de cette inégalité d'accès à l'internet, les efforts pour la scolarisation des filles et des plus vulnérables restent limités.

Cependant, COVID-19 ou pas, on sait que le médium ne suffit pas pour obtenir la réalisation d'une action éducative réussie. Lorsque l'on observe une situation pédagogique médiatisée, cette situation est multiréférencée, et met en jeux les acteurs, les élèves et le formateur, les savoirs, la démarche pédagogique, le contexte pédagogique. Concrètement, les performances d'un media ne veulent rien dire si l'on ne les rapporte pas à un contexte médiatisé (Baron & Bruillard, 2001). En réponse à cette crise sanitaire inédite, des solutions sont trouvées en vue d'atténuer les effets pervers sur l'éducation, en mobilisant le numérique éducatif, les FAD, les formations en ligne, l'Education à distance et l'Inclusion digitale ».

En contexte du COVID-19, l'effet de surprise a entrainé des précipitations et des multiples FOAD. Certaines modalités sont strictement standardistes et machinistes si bien que de nombreuses ressources sont produites et répondent rarement aux souhaits des pédagogues (Childers & Delany) et des apprenants. Les dispositifs pour délivrer ces FOAD sont les plus variés et divers et s'appuient aussi bien sur les technologies traditionnelles comme l'imprimerie et la poste, la radio, la télévision qu'Internet. Par ailleurs, on assiste dans certains à cas à « La FOAD malgré tout en Afrique »

« Les effets immédiats de cette croissance sont gérés sans toujours prendre en compte les ajustements de structure et de contenus que de formation qu'un tel changement d'environnement rendait nécessaire. Ainsi beaucoup de FOAD, intéressantes dans leur principe, ne pourront être conduites à leur terme, la contrainte de scolarisation l'emportant souvent sur d'autres considérations»

Djeumeni (2010 : 94) conclu à cet effet :

« Les systèmes d'enseignement à distance qui contribuent à la construction des savoirs actuels ne sont pas le fruit d'une analyse sérieuse, mais ont été importées à l'origine pour les besoins de l'entreprise d'éducation nationale »

Sachant que le temps est compte afin que des systèmes éducatifs puissent partager leurs solutions technologiques et autres appuis, en vue d'assurer la continuité des cours pendant et après la COVID-19 ; des stratégies pour assurer la continuité des cours dans l'Enseignement Primaire, Secondaire, Supérieur et les institutions de l'Enseignement et de la Formation Techniques et Professionnelles doivent se mutualiser rapidement là où les contextes se ressemblent pour gagner en efficacité et efficience.

La prise en compte des acteurs dans la formation à distance dans ce contexte est nécessaire leurs perceptions de ce qui se passe autant que les vulgates autour des FOAD permettraient selon Jacques Wallet d' identifier un ensemble de bonnes pratiques liées au bon usage ou au non usage des FOAD dans un contexte éducatif où les matériels et les infrastructures sont ou non disponibles ou présents. A mieux comprendre comment une industrialisation de l'éducation avec tous les aspects négatifs de la production en chaine des contenus d'apprentissage et la relative autonomie de l'apprenant pourraient avoir sur les acteurs.

2-PROBLEMES

Sachant que les risques d'échecs scolaires et universitaires sont plus élevés dans les formations à distance qu'en présentiel sur la période COVID-19, à court, moyen et long terme, comment l'Enseignement Supérieur et la recherche scientifique envisagent-ils de faire face à cette nouvelle crise?

Quelles stratégies d'éducation en ligne peuvent être mises en œuvre en si peu de temps pour sauver l'éducation, étant donné que l'Afrique se classe parmi les pays les plus bas en termes de disponibilité et d'accessibilité à Internet?

Quelles leçons ont été tirées des fermetures d'écoles suite au COVID-19, et quels types de programmes innovants peuvent être recommandés pour éviter les perturbations prolongées?

Considérant les tensions économiques découlant du COVID-19 sur les Etats membres, que faut-il changer pour garantir l'accès équitable à l'Enseignement Supérieur aux générations actuelles et futures?

COVID-19 élargira-t-il la fracture numérique entre les riches et les pauvres ? Où il donnera une opportunité aux FOAD de se faire reconnaître comme un précieux mode de formation dont le dispositif pédagogique, bien mené, permettra d'atteindre une éducation globale de l'individu vivant en interaction avec son environnement humain et social dans une pluralité de dimensions.

Quelles mesures adopter pour répondre aux immenses besoins des étudiants en matière d'équipements informatiques de base et d'outils logiciels indispensables à l'opérationnalisation des cours en ligne en Afrique, sans aggraver les problèmes d'inégalité sur le continent africain?

Certains pays africains disposent d'une infrastructure existante pour dispenser un enseignement par le biais de la radio et de la télévision traditionnelle. Ces applications permettent-elles d'organiser efficacement les examens et de valider les résultats ?

Quelles sont les dernières technologies et innovations pédagogiques permettant d'assurer efficacement les cours en ligne dans les systèmes éducatifs africains caractérisés par la faiblesse de la connectivité et un déficit d'énergie électrique ?

Comment assurer la continuité des cours dans les écoles, lycées et universités et les collèges sans compromettre l'accès, la qualité et l'équité tout en préservant l'inclusion?

Comment revitaliser les opportunités d'EFTP au niveau de l'Enseignement Supérieur tout en renforçant les liens entre le monde du travail et les systèmes d'éducation et de formation?

Quelle contribution l'Enseignement Supérieur africain peut-il apporter à l'intégration et à la priorisation de l'EFTP dans les écoles secondaires?

Quelles plateformes de cours en ligne pour l'EFTP avec quelles compétences ?

Comment attirer la participation des filles et des jeunes femmes vers les professions liées aux STI ?

Plusieurs contributions venant du Congo et du Cameroun ont apporté des expériences et des solutions à l'usage du numérique en contexte de COVID -19 pour enseigner autrement. Ces contributions portent essentiellement sur l' :

Application pédagogique des TIC en Géographie et développement des compétences des apprenants dans le cadre d'une éducation à l'environnement et au développement durable

Assurance qualité des FOAD/MOOC dans la nouvelle pédagogie d'enseignement en présentiel à distance dans les universités face au Covid-19 à l'ICTU et l'UMNG

Influence des TIC sur l'apprentissage dans le contexte de la crise sanitaire au Congo

Application pédagogique des TIC en Géographie et développement des compétences des apprenants dans le cadre d'une éducation à l'environnement et au développement durable

BILOA TUNA Marie
Doctorante, Université de Yaoundé I
marybiltuna@yahoo.com

Résumé

Cette étude questionne l'apport des TIC dans le développement des compétences géographiques dans le cadre d'une éducation à l'environnement et au développement durable. De manière précise, il est question de vérifier l'implication des TIC dans la protection de l'environnement chez les apprenants du secondaire. En effet, les difficultés d'emploi des TIC dans la géographie de l'environnement permettent de constater l'écart entre les méthodes prescrites dans les curricula et la réalité concrète dans les salles de classes. C'est dans ce cadre que nous avons formulé une hypothèse structurante de cet article qui stipule que l'application pédagogique des TIC contribue au développement des compétences chez les apprenants du secondaire. A partir de 10 enseignants et 1036 élèves des classes de troisièmes de l'enseignement secondaire général, nous avons tiré un échantillon de 10 enseignants et 20 apprenants au technique d'échantillonnage non probabiliste de type accidentel. Cet échantillon a permis de collecter les données sur les entretiens ante et post séance à l'aide des guides d'entretien. Puis l'observation didactique des séances de géographie de l'environnement centré sur une expérimentation didactique pour examiner le développement des compétences des apprenants. L'analyse des données collectées faite par une analyse de contenu présente un grand écart entre l'entretien ante et l'entretien post tant chez les apprenants que chez les enseignants. Ce faisant, les résultats obtenus nous ont conduits à la conclusion selon laquelle l'application pédagogique des TIC contribue au développement des compétences dans le cadre d'une géographie de l'environnement.

Mots clés : application pédagogique des TIC, compétence en géographie, éducation à l'environnement, développement durable

Abstract

This study questions the contribution of ICTs to the development of geographic skills as part of environmental education and sustainable development. Precisely, it aims at verifying the impact of ICTs upon helping secondary school students protecting the environment. Thus, the difficulties of using ICTs in environmental geography show the gap between the methods prescribed in the curricula and the reality of the classrooms. In that context, we formulated a structuring hypothesis to this article which states that, the pedagogical use of ICTs contributes to the development of secondary school learners' skills. From 10 teachers and 1036 students of Class four, in general secondary education, we drew a sample of 10 teachers and 20 learners, using the accidental non-probabilistic sampling method. This sample was used in collecting ante and post interviews data, using interview guides. A didactical observation of environmental geography sessions, centered on didactical experimentations to examine the development of learners' skills, was also used. Data collected analysis, with the content analysis method, shows a large gap between the ante interview and the post interview, to both learners and teachers. Actually, the results obtained led us to the conclusion that the educational use of ICTs contributes to the development of skills within the framework of an environmental geography.

Keywords: educational use of ICT, competence in geography, environmental education, sustainable development.

Introduction

Dans un contexte de la mondialisation où la concurrence entre les systèmes éducatifs est présente, la recherche des innovations pour des meilleures compétences devient un impératif. Dans ce sens que l'enseignement avec les nouvelles technologies devient une nécessité pour les disciplines scolaires. En géographie scolaire, Genevois (2008) l'avait déjà soulevé à travers l'usage de la carte. Cet article vient aujourd'hui mettre un accent sur l'application pédagogique de TIC dans la géographie de l'environnement.

En effet, dans un contexte où la protection de l'environnement devient une priorité pour tous les Etats, l'enseignement de cette notion devrait se faire par l'usage des nouvelles technologies qui rendent autonomes les apprentissages. Ainsi, pour assurer une éducation à l'environnement de qualité aux apprenants, il est nécessaire de faire recours à la simulation, à l'usage du micro monde et au didacticiel en géographie. Cet article présente de fond en comble le contexte d'application des TIC au Cameroun, la problématique de la recherche, la méthodologie adoptée pour collecter les données, les théories explicatives du sujet et enfin les résultats de cette recherche. Les résultats obtenus ont permis d'affirmer l'hypothèse de cette recherche à savoir l'application pédagogique des TIC contribue au développement des compétences des apprenants en géographie de l'environnement.

1. Contexte de l'étude

La question de l'éducation demeure au centre des préoccupations du monde entier. Depuis la conférence de Jomptien en 1990, la Communauté Internationale rêve d'une école qu'elle a appelée « éducation de qualité ». Elle s'appuie sur le programme lié aux objectifs du développement durable (ODD). Les ODD (2015) en leur quatrième objectif relatif à l'éducation propose d'assurer une éducation de qualité, sur un pied d'égalité, et promouvoir les possibilités d'apprentissage tout au long de la vie. Pour atteindre ainsi cette éducation de qualité, la déclaration de Qingdao (2015), sur le thème : « Mobiliser les TIC pour la réalisation de l'éducation en 2030, saisir des opportunités numériques, piloter la transformation de l'éducation » présente l'importance des TIC dans l'éducation. Il précise à cet effet que :

> « *Pour réaliser d'ici 2030 l'objectif d'une éducation inclusive et équitable, de qualité et d'un apprentissage tout au long de la vie, les TIC, notamment l'apprentissage mobile, doivent être exploitées pour renforcer les systèmes éducatifs, la diffusion des connaissances, l'accès à l'information, à un apprentissage efficace et de qualité, ainsi qu'une offre de service plus efficiente* » (2015 :12).

Il est ainsi nécessaire pour les systèmes éducatifs de s'arrimer aux apprentissages avec les TIC. L'article 25 de la loi de l'orientation de l'éducation au Cameroun stipule que :

> « *L'enseignement dans les établissements scolaires prend en compte l'évolution des sciences et des technologies et, dans ses contenus et ses méthodes, est adapté aux évolutions économiques, scientifiques, technologiques, sociales et culturelles du pays et de l'environnement international.* »

Pour que l'école camerounaise ne soit pas en marge de l'évolution technologique, le décret n°2002/004 du 04 janvier 2002 et de l'arrêté n° 5C/88/MINEDUC/CAB du 18 février 2001 du ministre de l'éducation introduit les TIC dans le système éducatif camerounais. Les curricula de l'enseignement secondaire seront reformés avec introduction des TIC. La géographie scolaire ne sera pas en reste. En effet, les programmes de géographie élaborés intègrent les ressources TIC et répondent aux exigences de l'APC.

Plusieurs procédés sont ainsi employés à l'instar de la lecture et analyse des documents (récits, photographie, vidéos, textes etc.), de la géographie assistée par ordinateur. Ils permettent à l'apprenant de découvrir des environnements d'apprentissage individuel et collectif : cas du micro monde ; d'utiliser les logiciels d'apprentissage en géographie comme *google earth* et d'observer les images numériques.

Toutefois, malgré ces efforts consentis, la géographie enseignée à l'école se résume bien souvent à des accumulations de savoirs notionnels et décontextualisés, voir obsolètes, et à des activités non intéressées par des TIC. De telles pratiques ne contribuent pas à donner aux élèves des clés de compréhension du monde : elles ne leur permettent pas de développer des compétences géographiques qui cadrent avec la mondialisation des apprentissages. Il devient nécessaire dans ce contexte que les TIC soient effectivement appliquées en géographie.

2. Problématique de l'étude

L'éducation est de plus en plus un problème d'ordre scientifique de nos jours. En effet, plusieurs auteurs s'attardent sur l'enseignement en général et celui du secondaire en particulier. Pour ce faire, nombreux auteurs ont écrit, soit sur les contenus d'enseignement de la géographie, soit sur la méthode à utiliser pour enseigner cette discipline. Le Roux (2003 : 227) expliquait que pour qu'un enseignant puisse choisir des contenus, il doit préalablement recevoir une bonne formation initiale. D'autres auteurs vont se pencher sur les méthodes d'enseignement en géographie. A titre illustratif, Genevois (2006) présente la géomatique comme un moyen pour l'apprenant d'étudier la carte sans faire recours aux vieilles cartes murailles. Saint-Yves (1996), de sa part, dans ses écrits présente une méthode essentielle dans l'enseignement de la géographie, à savoir l'observation. Selon lui, « *chaque enseignant de géographie devrait maîtriser toutes les observations utilisées en géographie à savoir l'observation directe, l'observation indirecte et l'observation insinuée* ». (p.14). Ce que Dumont (2016) enrichit par sa présentation des méthodes et outils de la géographie. La géographie devrait « inviter à comprendre des espaces situés au-delà de ceux de la vie quotidienne à travers des déplacements, les vacances » (page ???).

S'inscrivant à la suite de ces travaux, notre travail entre dans un champ scientifique de la didactique de géographie. Le problème des TIC dans l'enseignement de la géographie a été abordé sous plusieurs angles comme la géomatique, mais presque pas sur le contenu de l'environnement et le développement durable. Or la problématique de l'environnement nécessite d'être appréhendée par rapport l'évolution technologique.

C'est dans ce sens que les TIC sont intégrées dans l'enseignement de la géographie au Cameroun. Les enseignants devraient faire recours à des simulations des outils géographiques, usage des environnements d'apprentissage numérique et emploie des didacticiels.

Point n'est besoin d'une analyse poussée pour constater la réalité concrète dans les classes qui est contraire à ce qui est prévu. Les enseignants ne font presque pas recours au TIC pour faire apprendre la géographie de l'environnement aux apprenants. Ils continuent de dispenser les leçons en se basant, en partie, sur les manuels scolaires et parfois rien qu'avec le support du cours. Or, si les TIC et l'environnement occupent une place nécessaire dans l'enseignement de la géographie c'est sans nul doute dans le souci de donner aux apprenants une éducation de qualité. Un problème de l'application pédagogique des TIC dans l'enseignement de la géographie de l'environnement se pose.

La géographie en tant que discipline scolaire fait face à de nombreux problèmes tels que l'insuffisance du matériel, la formation initiale des enseignants et le problème des méthodes selon les contenus. Pour porter solution au problème des méthodes d'enseignement de géographie, le Cameroun a opté pour des méthodes actives, oubliant que l'application de ces méthodes passent par des procédés d'enseignement qui nécessitent un matériel, une formation, un environnement de travail et un volume horaire pour certaines disciplines comme la géographie. L'absence de ces préalables amène parfois les enseignants de géographie à employer difficilement les TIC. Notre sujet pose ainsi le problème de l'application pédagogique des TIC dans l'enseignement de la géographie de l'environnement et l'absence véritable de développement des compétences géographiques chez les apprenants. En effet, la géographie de l'environnement enseignée dans les lycées au Cameroun fait face à des difficultés d'application des TIC. Ces difficultés ne favorisent pas la transférabilité des compétences sur le plan social. La dégradation de l'environnement observée est effectuée par toutes les couches de la société. Or la géographie de l'environnement reçus par les apprenants devrait leurs permettre d'être les protecteurs de l'environnement. De plus, dans une société où les jeunes sont plus attirés par les outils numériques, assurer la transférabilité des compétences nécessite l'application des TIC en géographie de l'environnement. Une question est ainsi formulée à savoir : quel est l'apport des TIC dans le développement des compétences en géographie chez les apprenants dans le cadre de la géographie de l'environnement ?

L'objectif général de cette étude est de ce fait de déterminer l'apport de l'application pédagogique des TIC dans le développement des compétences en géographie relative à l'environnement chez les apprenants. Pour atteindre cet objectif, nous avons conduit cette recherche sur trois axes, à savoir : l'apport de la simulation dans le développement des compétences en géographie de l'environnement et au développement durable, l'apport de l'usage du micro monde et l'usage du didacticiel.

3. Théories explicatives du sujet

Pour assoir notre étude et lui donner un cadre théorique susceptible de nous aider dans la vérification de nos hypothèses de recherche et l'atteinte de nos objectifs, nous avons souscrit aux théories d'apprentissages. Celles-ci nous permettront de mieux expliquer les méthodes qui permettent le développement des compétences des apprenants.

Le socioconstructivisme est une théorie qui oriente la pédagogie sur l'apprenant, tout comme le constructivisme sur lequel il prend ses fondements. Cette théorie possède deux approches. La première est interactionniste développée par les auteurs européens Perret-Clermont, Willem Doise et Gabriel Mugny qui y ont ajouté une dimension sociale en faisant appel aux interactions cognitives. La seconde qualifiée de psychologie culturelle est développée par Vygotsky et Bruner (1983). Cette approche met en évidence l'interaction, le milieu physique et le contexte culturel. Dans un contexte de vulgarisation des TIC dans les systèmes éducatifs, les apprenants devraient utiliser les outils de leur génération pour mieux apprendre la géographie. Par ailleurs, pour Vygotsky la conscience et la pensée ne constituent pas des caractéristiques purement internes étant donné que ces dernières s'élaborent à partir d'activités externes réalisées dans un environnement social déterminé. La simulation des outils géographiques est ainsi une activité externe qui permet à l'apprenant d'étudier autrement.

Cette étude peut se faire par pair ou avec l'aide de l'enseignant. Pour Vygotsky, l'intervention doit se situer dans cette zone de développement pour amener l'apprenant à la limite supérieure de la zone. Il propose la médiation ou l'accompagnement pour combler cet écart qu'il nomme par zone proximale de développement (ZPD).

En effet, l'enseignant de géographie doit faire apprendre aux élèves des connaissances qu'ils ne maîtrisent pas. C'est pourquoi les micro monde et le didacticiel considérés comme des outils nouveaux d'apprentissage de la géographie dans ce contexte permettront d'acquérir de nouvelles connaissances dans la protection de l'environnement. L'apprenant peut ainsi découvrir par l'enseignant, dans ces environnements d'apprentissages, de nouvelles causes, conséquences et mesures de protection de l'environnement. L'enseignant apparaît, ici, comme le premier dans cette intervention. Dans le même ordre d'idées, Yves Lenoir (1991) explique que pour aborder les pratiques enseignantes ou pratiques de l'enseignement, on a généralement recours à la notion du concept d'intervention éducative. Il est question dans l'intervention éducative de modifier un comportement par une intervention afin de résoudre un problème. (Couturier, 2005). Ainsi, pour apporter une solution aux compétences des élèves, l'enseignant de géographie doit intervenir par des procédés tels que la simulation et l'usage des outils comme le didacticiel et le micro monde.

Toujours dans le même sens, Chevallard (1999) dans la théorie de l'anthropologie didactique présente l'organisation praxéologique. En d'autres termes, la notion de praxéologique s'intéresse à la façon dont un individu au sein d'une institution ou mieux encore un enseignant dans la salle de classe résout une tâche donnée. L'enseignant de géographie devrait ainsi développer les compétences des apprenants sur le savoir et le savoir-faire qui renvoient respectivement au bloc pratico-technique et au bloc technologique-théorique.

4. Méthodologie adoptée

La question de recherche ainsi que l'objectif de cette étude ont conduit à opter pour une approche qualitative et de nature exploratoire, descriptive et interprétative. Car, au-delà d'une simple description, elle permet de comprendre l'apport des TIC dans le développement des compétences des apprenants. Elle représente un champ grandissant de la recherche éducative dont le but primordial est l'analyse des pratiques de classe. En souscrivant à la démarche de l'ingénierie didactique, cette recherche s'attarde sur les pratiques de cours de géographie au secondaire. Dans la mesure où nous cherchons à travailler plus près de ce qui se joue dans le quotidien de la classe, et à apporter une amélioration dans ce domaine, nous avons choisi une méthodologie fondée sur l'observation didactique. Les investigations de l'étude se sont orientées vers une expérimentation didactique. Bien que cette investigation semble se rapprocher de l'étude de cas, elle s'en distingue par certains critères dont celui de l'étude des interventions réalisées auprès de trois établissements et de l'interprétation des données à partir du cadre théorique développé. Il était question de faire un entretien ante, puis une observation et enfin un entretien post. Ces instruments ont permis d'avoir les données qualitatives qui cadrent avec l'objectif de l'étude à savoir déterminer l'apport des TIC dans le développement des compétences géographiques des apprenants du secondaire.

S'agissant du site, cette recherche s'est effectuée au Cameroun dans la région du Centre au département du Mfoundi et plus précisément au collège La Gaieté, au lycée de la Cité Verte et au lycée de Tsinga que nous avons dénommé respectivement par A, B, C. Notre population accessible est ainsi constituée des enseignants de géographie et des élèves des classes de troisième des établissements cités ci haut. Cette population a donné un effectif de 10 enseignants répartis dans 10 salles de classe et 1036 élèves. A l'intérieur de cette population des élèves, nous avons choisi au hasard 20 élèves pour passer l'entretien. Dans le cadre de notre étude, nous avons choisi un échantillonnage non probabiliste de type accidentel ou de commodité. Il s'agit d'un type d'échantillonnage qui tient compte de la facilitation et de la commodité d'accès à la population. Il repose sur un choix arbitraire des unités.

L'utilisation de la vidéo dans la phase de collecte des données comme instrument de l'observation présente son intérêt dans son apport à des solutions inédites, par sa capacité également à dépasser les limites et les méthodes d'observations anciennes. La vidéo permet également de pouvoir avoir des enregistrements qui resteront consultables afin de mener à bien des analyses au service de notre

étude. L'entretien ante à l'aide d'un guide d'entretien permet de prendre acte de l'enseignement qui sera déroulé et également de permettre à l'enseignant de s'expliquer sur les TIC et la manière dont il procédera. Il lui permet également de s'expliquer sur les objectifs à atteindre par les apprenants. Quant à l'entretien post séance, il sert à auto confronter les avis de l'entretien ante et le déroulement effectif de la leçon grâce à la vidéo enregistrée.
L'analyse des données dans le cadre de cette étude consistait en une analyse de contenu. Elle est une technique choisie dans le but de mieux comprendre le sens exact et précis. Elle s'applique à toute forme de communication, de discours et d'image. Elle sert à décrire et à déchiffrer tout passage de signification d'un émetteur à un récepteur. Ces techniques sont destinées à établir la signification et à permettre une compréhension éclairée des documents analysés. L'analyse de contenu utilisée dans ce travail est de type catégoriel afin de comparer des catégories d'éléments figurant dans deux textes différents. Grâce à cette méthodologie, les données ci-dessous ont été collectées.

5. Résultats

Cette recherche s'inscrit dans une volonté d'étudier et d'améliorer les pratiques d'enseignement de la géographie dans le cadre d'une éducation à l'environnement et au développement durable. Les tableaux ci-dessous présentent l'essentiel des résultats.

Tableau 1

Présentation des collectes des données des enseignants

Enseignant	Entretien ante	Expérimentation	Entretien post
A1	Présente des difficultés d'emploi des Tics.	Accorde de l'importance à l'usage aux TIC et permet aux apprenants de construire leur propre savoir.	Améliore plus l'emploi des TIC
A2	Il va procéder par usage du téléphone	L'absence d'application pédagogique des TIC.	L'enseignant présente toujours un intérêt aux TIC malgré la non application
A 3	L'enseignant ne procèdera pas par les TIC faute de temps et de matériels	L'enseignant simule une carte pour bonifier la leçon.	Il présente les TIC comme très important pour la protection de l'environnement
A 4	L'enseignant évoque un temps pour pouvoir employer les TIC	L'observation en salle montre que l'enseignant applique très bien les TIC	Il présente un grand intérêt pour la simulation et le didacticiel utilisés pendant la leçon
A 5	L'enseignant n'emploie pas de TIC	Il simule les outils mais ne parvient pas à faire utiliser le micro monde	Il trouve nécessaire de procéder par les des TIC

B 1	Pour cet enseignant il emploie juste son téléphone.	L'observation présente un enseignant qui emploie la simulation	L'enseignant trouve ces procédés importants pour que les apprenants comprennent et développent des compétences
B 2	L'enseignant ne procède pas par TIC	Cet enseignant a toujours du mal à appliquer les TIC.	L'enseignant présente des difficultés dans l'application pédagogique des TIC
B 3	Il présente les difficultés d'emploi des TIC.	L'enseignant trouve du mal avec les TIC	Il présente un intérêt pour le didacticiel
C 1	Pas d'outils TIC pour appliquer	Il simule facilement mais a des difficultés avec le didacticiel	Il apprécie les procédés, mais présente des difficultés pour les TIC
C 2	L'enseignant n'utilise pas de TIC	Il simule et utilise le didacticiel	Il apprécie l'application pédagogie des TIC

Source : Enquête de terrain 2020

Le tableau ci-dessus présente les résultats des enseignants. Ces résultats présentent un intérêt dans l'usage du micro monde, du didacticiel et de la simulation pendant l'entretien post. Or au départ seuls trois enseignants ont mentionné l'application des TIC dans leurs pratiques de classes. La majorité d'enseignants lors de l'entretien ante ont présenté des difficultés à l'emploi des TIC. L'enseignant A2 déclare : *« C'est très difficile dans ce contexte où l'établissement ne dispose pas véritablement les outils ou une salle multimédia. Cela devient compliqué pour nous de pouvoir projeter la nature aux élèves. Moi je me concentre de présenter juste les documents physiques aux élèves. Euh.... Il faut également dire que le temps ne le permet pas également* ». Après expérimentation, le même enseignant change de raisonnement, il considère la simulation comme un procédé très important lorsqu'on ne peut pas se déplacer et le micro monde comme une moyen d'apprentissage autonome. Ce dernier déclare : « ... *très intéressant pour nos jeunes élèves surtout qu'ils sont dans une génération Android, donc les TIC les captivent beaucoup et cela développent beaucoup les compétences, hein madame vous voyez un peu, dans notre cas, ils visitent les sites et découvrent d'autres moyens d'apprendre, c'est vraiment génial et très important. C'est vrai que j'avais l'habitude d'utiliser une tablette pour simulation cette fois ils pourront eux-mêmes aller chercher ou travailler même à la maison comme il y'a absence de matériel ».* L'observation de la leçon le traduit aussi à travers ces extraits : E : « *former des groupes et ouvrez la machine et visiter ainsi un site touristique, relève les lieux d'écotourisme* ». AS : « *monsieur humm nous allons le faire ».*

L'application pédagogique des TIC à travers la simulation, l'usage du didacticiel et du micro monde contribue au développement des compétences des apprenants en ce sens qu'ils deviennent autonomes et créent eux-mêmes des moyens pour protéger l'environnement.

Tableau 2

Présentation des collectes des données des apprenants

Apprenants	Entretien ante	Expérimentation	Entretien post
AA1	Absence de simulation, ni de micro monde, ni de didacticiel	Il s'applique à l'usage	L'élève apprécie et préfère ces procédés d'enseignement
AA2	Absence de simulation, ni de micro monde, ni de didacticiel	Accorde de l'importance à la simulation et au micro monde	Il découvre d'autres moyens de protection et préfère le micro monde
AA3	Absence de simulation, ni de micro monde, ni de didacticiel	Difficulté dans l'usage du didacticiel	Il présente le micro monde intéressant

AA4	Il ne connait aucun procédé	Difficulté dans l'usage du didacticiel	
AA5	Il ne connait aucun procédé	L'enseignant simule une carte et cela captive les élèves	Il trouve important tous les procédés
AA6	Il pratique souvent le terrain et réalise les cartes	L'enseignant simule une carte pour bonifier la leçon.	Il présente un intérêt pour ces procédés
AA7	Pas de TIC	Simulation et application du micro monde	Il trouve bien les TIC
AA8	Pas de TIC	Simulation et application du micro monde	Il est motivé à dessiner les jardins
AA9	Pas de TIC	Difficulté d'apprentissage avec le didacticiel	Intéressant et motivant
AA10	Pas de TIC	Difficulté d'apprentissage avec le didacticiel	Aide à la compréhension des leçons
AB1	Pas de TIC	Simulation, micro monde et interaction entre apprenants	Très intéressant pour l'apprentissage
AB2	Pas de TIC	Simulation, micro monde et interaction entre apprenants	Il trouve intéressant tous les procédés
AB3	Pas de TIC	Difficulté d'application des TIC	Il est motivé
AB4	Pas de TIC	Difficulté d'application des TIC	Très intéressant et il découvre
AB5	Pas de TIC	Simulation d'un paysage et usage du micro monde par les élèves	Il développe les compétences facilement
AB6	Pas de TIC	Simulation d'un paysage et usage du micro monde par les élèves	Il trouve important ces procédés

AC1	Pas de TIC	Difficulté d'usage du didacticiel	Très nécessaire pour son apprentissage
AC2	Pas de TIC	Difficulté d'usage du didacticiel	Permet de découvrir d'autres moyens
AC3	Pas de TIC	Usage du micro monde par les élèves	Motivation de l'apprenant
AC4	Pas de TIC	Usage du micro monde par les élèves	Apport de nouvelles compétences

Source : Enquête de terrain 2020

Les procédés d'enseignement employés dans ce travail ont apporté une amélioration chez les apprenants. Au regard de ce tableau, à peine cinq (5) élèves présentent les difficultés d'usage du didacticiel et du micro monde. La majorité des apprenants après expérimentation trouvent la simulation et l'usage du micro monde très facile. Or à notre première entrevue, aucun des élèves n'avaient déjà eu à procéder par simulation ou micro monde pour apprendre la géographie de l'environnement. L'apprenant AA2 l'exprime dans ces propos : *« hééé madame, je n'ai jamais entendu, on n'utilise pas de didacticiel ici ni de micro monde moi je ne connais rien... le professeur fait cours seulement avec le livre et nous n'avons pas de livre donc on reste comme ça sans même rien comprendre »*. Pour aller dans le même ordre d'idée, l'apprenant AB5 déclare « *notre professeur n'utilise pas d'outil TIC pour faire cours, on fait tout en classe seulement avec le livre et moi je ne comprends pas très bien* ». Malgré quelques difficultés d'usage présentées lors de l'expérimentation, il ressort que ce procédé ait une légère amélioration dans les compétences des apprenants car, ils trouvent le micro monde comme un moyen d'apprentissage autonome pour eux. En plus, ils trouvent des explications à plusieurs interrogations qui ne sont pas répondues en classe. Au lieu de mémoriser le cours de l'enseignant, ils cherchent par eux même des solutions à la protection de l'environnement et décident de les mettre en pratique. Les mêmes apprenants pendant l'entretien post déclarent AA2 : *« madame c'était bien, voir la nature sous une autre forme est intéressant et aussi on étudie par nous-même... moi particulièrement je sais que l'environnement doit se protéger même dans la maison, ne pas utiliser beaucoup de charbon ou de bois... j'irai aussi dire à ma mère.* ». Dans le même ordre d'idée, l'apprenant AB5 déclare : « *oui madame j'ai aimé, et tous mes camarades même, nous avons vu à travers la simulation les arbres tombés et cela laissait les espaces vides, on nous demandait de les remettre, ce qui n'était plus facile et on ne peut plus replanter la même quantité d'arbres* ».

Les apprenants ont eu à développer les compétences sur la protection de l'environnement. En plus du développement, il y a également eu transférabilité des compétences sur le plan social. Ainsi, l'application pédagogique des TIC contribue au développement des compétences des apprenants.

Conclusion

Cette étude a consisté de déterminer l'apport de l'application pédagogique des TIC dans le développement des compétences en géographie de l'environnement. De ce fait, un devis quantitatif centré sur l'observation didactique a été appliquée afin de recueillir les données sur le terrain. Ces données ont ainsi été analysées à travers l'analyse de contenu ; ce qui a conduit aux résultats tels que l'application pédagogique des TIC à travers la simulation, l'usage du micro monde et du didacticiel contribue au développement des compétences en géographie de l'environnement. En effet, après expérimentation de ces procédés, enseignants et apprenants manifestent leur intérêt à ces procédés. Malgré quelques difficultés rencontrées pour l'emploi de ces outils, les apprenants ont découvert d'autres environnements d'apprentissage leur permettant de faire facilement une transférabilité des compétences. En d'autres termes, l'apprentissage de la géographie de l'environnement via la simulation, le micro monde développe des compétences qui permettent aux apprenants de les transférer facilement sur un plan social.

Bibliographie

Chevallard, Y. (1999). L'analyse des pratiques enseignantes en théorie anthropologique du

didactique. *Recherche des Mathématiques*, 19(2), 221-266.

Couturier, Y. (2005*). La collaboration entre travailleuses sociales et infirmières. Eléments d'une théorie de l'intervention interdisciplinaire.* L'Harmattan

Djeumeni Tchamabe, M., (2010). *L'impact des TIC sur les apprentissages scolaires :*

comparaison des établissements des établissements secondaires du Cameroun, savoirs en partage. http://www. resetice.org

Dumont, G. F. (2016). Quel enseignement secondaire pour le XXe siècle ? L'enseignement de la géographie

Genevois, S. (2008). Quand la géomatique rentre en classe. Usages cartographiques et nouvelle éducation géographique dans l'enseignement secondaire.

Genevois, S. (2012). Apprendre avec les TICE en histoire-géographie. Cahiers pédagogiques,

http://www.cahierspédagogiques.com/Apprendre-avec-les-Tice-en-histoire géographie.

Gouvernement camerounais. Loi n°98/004 du 14 avril 1998 portant orientation de l'Education au Cameroun.

Lenoir, Y. (2009). Intervention éducative, un construit théorique pour analyser les pratiques d'enseignements. Cahier de recherche en éducation, 12(1), 9-29. Université de Sherbrooke.

Maurice, Y. (1976). Matériel didactique et méthodes en géographie. *Cahier de géographie*,

20(51), 505-519.

Vygotsky, L.S. (1930/1999). Methods of studying Higher Mental Functions. In R.W. Riebe,

The Collected Works of Vygotsky, vol. 6(New York: Plenum Press? 168).

Assurance qualité des FOAD/MOOC dans la nouvelle pédagogie d'enseignement en présentiel à distance dans les universités face au Covid-19 à l'ICTU et l'UMNG

FOAD/MOOC quality assurance in the new face-to-face distance learning pedagogy in universities facing Covid-19 at ICTU and UMNG

***Euloge Moboza Ndongo**, Enseignant-chercheur, Etudiant en PhD, Science de l'Education, ICTU-USA, Campus Messassi-Yaoundé, Cameroun, Institut Supérieur de l'Education Physique et Sportive (ISEPS), Université Marien NGOUABI, 1er Vice-Président de la Ligue Départementale de Brazzaville de Rugby, eulogemoboza@gmail.com, Congo-Brazzaville ; **Prof. Paulin Mandoumou**, Enseignant-chercheur, Maître de conférences CAMES, Didacticien des disciplines et évaluation, Chef de Département des Masters, Institut Supérieur de l'Education Physique et Sportive (ISEPS), Université Marien NGOUABI, Président de la Fédération Congolaise de Rugby, mandpaulin@gmail.com, Congo-Brazzaville ; **Prof Elizabeth Vukeh Tamajong**, PhD, Enseignante-chercheur, DVC Deputy Vice Chancellor ICT University, USA Cameroon Campus, Yaoundé, Chair Scientific Committee, dvc@ictuniversity.org, Cameroun Yaoundé/Cameroon Yaounde; **Prof. Marcelline Djeumeni Tchamabe**, PhD, Enseignante-chercheur, Maître de conférences, Chaire Unesco et Santé - ENS, Université Yaoundé 1, Cameroun, Yaoundé/Senior Lecturer University of Yaoundé I, Higher Teachers' Training College, Cameroon Yaounde, marcelline.djeumenitchamabe@yahoo.fr, Cameroun-Yaoundé/Cameroon-Yaounde; **Pélagie Rosine N'gouono Tseke**, Enseignante-chercheur, Etudiante en master 2 conjointe ICTU-IUEC, Science de l'Education, ICTU-USA, Campus Messassi-Yaoundé, Cameroun, Institut Supérieur de l'Education Physique et Sportive (ISEPS), Université Marien NGOUABI, ngouonopelagie@gmail.com, Congo-Brazzaville ; **Edy Don-Juan Ossete Issambo**, Enseignant-chercheur, Etudiant en PhD, Science de l'Education, ICTU-USA, Campus Messassi-Yaoundé, Cameroun, Institut Supérieur de l'Education Physique et Sportive (ISEPS), Université Marien NGOUABI, edyossete@gmail.com, Congo-Brazzaville ; **Jonas Lukoki-Visi**, Enseignant-chercheur, Etudiant en PhD, Science de l'Education, ICTU-USA, Campus Messassi-Yaoundé, Cameroun, jonahvin@yahoo.fr, Congo Démocratique-Kinshasa ; **Prof. Oneurine Ngwa**, PhD, Enseignante-chercheur, Coordinateur de la Formation/Programme Doctorale. ICT University/Coordinator, Doctoral Program. The ICT University. oneurine@ictuniversity.org, USA, Louisiane–Bâton Rouge/Nigeria Lagos/Cameroun Yaoundé; **Prof. Jean Itoua Okemba**, Enseignant-chercheur, Maître de conférences CAMES, Didacticien des disciplines et évaluation, santé, Institut Supérieur de l'Education Physique et Sportive (ISEPS), Directeur de l'ISEPS Université Marien NGOUABI, Président de la Ligue Départementale de Brazzaville de Rugby, jeanokemba1956@gmail.com, Congo-Brazzaville ; **Prof. Pierre Fonkoua**, PhD, Enseignant-chercheur, Professeur des universités, Chaire*

Unesco et Santé-ENS, ICT University, USA Cameroon Campus. Scientific Committee, Yaoundé, pfonkoua2001@yahoo.fr, Cameroun Yaoundé/Cameroon Yaounde

-Laboratoire des sciences d'éducation, ICTUniversity, Bâton Rouge Louisiana-USA, Campus Messassi, Yaoundé, Cameroun
-Laboratoire des sciences d'éducation Chaire Unesco et Santé – Ecole Normale Supérieure (ENS), Université Yaoundé 1, Cameroun
-Laboratoire Didactique des disciplines et évaluation, santé, Institut Supérieur de l'Education Physique et Sportive (ISEPS), Université Marien NGOUABI
Correspondance : Euloge Moboza Ndongo, eulogemoboza@gmail.com

Résumé : L'objectif est d'évaluer l'assurance qualité du dispositif pédagogique d'enseignement/apprentissage par le FOAD/MOOC en présentiel à distance par les administratifs/enseignant-e-s, étudiant-e-s et scolarités avec le numérique face au Covid-19 à l'université. La problématique est comment les 4 catégories socioprofessionnelles évaluent l'assurance qualité pédagogique des FOAD/MOOCaux nouvelles pédagogies d'enseignement en présentiel à distance. La méthodologie adoptée : les questionnaires, entretiens auprès de 60 administrateurs/enseignant-e-s, 30 des scolarités et 150 étudiant-e-s. Les résultats obtenus des FOAD/MOOCmontrent respectivement 35%, 30%, 26,66%, 25% la connaissance, les compétences 35%, 36,66%, 26,66% et à 36,66%, 32,50%, 22%, 21,66% l'assurance qualité. Elle favorise la formation universitaire.

Mots clés : Assurance qualité, FOAD/MOOC, enseignement et numérique, nouvelle méthode pédagogique, présentiel et à distance.

Abstract: The objective is to assess the quality assurance of the educational system of teaching/learning by online distance learning FOAD/MOOC by administrators/teachers, students and schools with digital in the face of Covid-19 in university. The problem is how the 4 socio-professional categories assess the pedagogical quality assurance of the FOAD/MOOC to the new face-to-face distance learning pedagogies. The methodology adopted : questionnaires, interviews with 60 administrators/teachers, 30 from schools and 150 students. The results obtained from the FOAD/MOOC show respectively 35%, 30%, 26.66%, 25% knowledge, skills 35%, 36.66%, 26.66% and 36.66%, 32.50%, 22%, 21.66% quality assurance. It promotes university training.

Keyboard: Quality assurance, FOAD/MOOC, education and digital, new pedagogy method, face-to-face and distance

Introduction

La situation mondiale sanitaire liée à la pandémie du COVID-19, a poussé la majorité des établissements scolaires à fermer les portes. A cet effet, la pédagogie d'enseignement/apprentissage avec la Formation Ouverte et A Distance (FOAD) faite des variances FAD et MOOCS, est une solution adaptée à la crise sanitaire que traverse le monde aujourd'hui avec un impact dans tous les secteurs de l'éducation formelle, informelle et non formelle et de la formation. Au plan mondial, selon l'UNESCO (2020), plus de 1,8 milliard d'apprenants et environ 60 millions d'enseignant-e-s sont concernés par ce fléau sanitaire. L'on note aussi que le système scolaire de la planète terre est largement touché par la pandémie de Covid-19 et cette dernière menace le monde de l'enseignement dans tous les cycles d'études. Aujourd'hui, le constat montre que dans tous les niveaux d'étude (préscolaire et primaire, collège, lycée et à l'université ne sont plus en mesure de fréquentation au sein de leur établissement public et privé d'enseignement. Selon les données publiées par l'UNESCO (2020), plus de 90% des apprenants sont touchés par cette pandémie. Ce que révèle ce chiffre est très inquiétant, sachant que plus de 200 pays avaient ordonné la fermeture totale de l'ensemble de leurs établissements d'enseignement, des écoles primaires aux universités, de nos jours certains pays ont commencé la réouverture partielle des écoles primaires, collèges, lycée et d'autres les universités.

De nos jours, le milieu éducationnel devra accompagner cette avancée scientifique, académique et pédagogique, socioculturelle par l'assurance qualité des programmes d'enseignement/apprentissage avec le numérique, outil de référence nouvelle dans la pédagogie universitaire. Par ailleurs, il sied de retenir suite à la pandémie du Covid-19, que le numérique s'est avéré essentiel dans le cadre de la nouvelle méthode pédagogique des pratiques et évaluations des politiques de formation, du développement des compétences, des connaissances, des savoirs, de la communication et des échanges d'informations, du contrôle et de la sécurité des fichiers, de la gestion des données universitaires et enfin des équipements en outils TICE

(Technologie de l'information et de la communication pour l'enseignement) en milieu éducatif.

Le constat concernant les pays africains en particulier, montre qu'ils n'étaient pas préparés à cette pandémie et doivent faire face maintenant à la crise multidimensionnelle : sanitaire, éducationnelle, économique et sociétale. Les répercussions sur les systèmes éducatifs et universitaires sont sans précédent, et risquent de fragiliser les efforts consentis pour l'atteinte de l'ODD4 (UNESCO, 2020). En plus, le système des cours à domicile ou à la maison ont vu le jour via l'enseignement par le numérique (TV, Radio, Téléphone, Internet, Visioconférence...). Le milieu d'enseignement universitaire n'admet l'enseignement à distance que présentiel, au moins jusqu'en janvier et mars 2021, jusqu'à l'éradication de cette pandémie. Les TICE par l'entremise de FAD et MOOCS constituent un atout pédagogique adéquat dans la formation initiale et continue en milieu universitaire de l'enseignement/apprentissage en présentiel à distance par le personnel enseignant-e-s, des étudiants-e-s, puis les scolarités et enfin le personnel administratif face à ladite pandémie de la Covid-19, dans toutes couches socioprofessionnelles, éducatives, et biens d'autres secteurs. Notons que de nos jours, les outils numériques (FAD et MOOCS) favorisent efficacement la liberté à tous d'apprendre et se former pendant et après les heures de cours proposées par les programmes d'éducation classiques. Pour cette catégorie des pédagogues et des étudiants, la formation en présentielle à distance avec la FAD et MOOCS face au Covid-19 est précisément la solution sanitaire la mieux adaptée actuellement que celle de la formation en présentielle utilise couramment.

L'enseignement/apprentissage avec la FAD et MOOCS au temps de la Covid-19 en milieu éducatif demeure de nos jours le plus exigé dans tous les systèmes scolaires national et international au monde.

L'enseignement demeurant transversal face aux autres secteurs de la vie par une meilleure appropriation des outils numériques dans le milieu de l'éducation s'impose comme une nouvelle stratégie d'enseignement efficace pour transmettre les compétences, les savoirs et les connaissances indispensables à l'exécution des tâches qui favorisent le développement socio-éducatif avec la FAD et MOOCS en milieu universitaire. La FAD et MOOCS regroupent plusieurs méthodes d'enseignement, lient à deux (2) théories d'apprentissages principalement (constructiviste, socioconstructiviste) basées sur les outils numériques comme la visioconférence (le Zoom, le Google Meet, le Whatsapp, Mooc, Skype, Imo, Viber, ...), permettant aux tuteurs (formateur) d'enseigner et de former les apprenants avec la FAD et MOOCS. La FAD et MOOCS dans l'enseignement universitaire est une science innovante et un outil efficace de réforme qui apporte une méthode nouvelle de nos compétences et connaissances cognitives, constructivistes, socioconstructivistes et psychomotrices et socio affectives. Elle contribuera largement au développement des nouvelles théories et des pratiques d'enseignement et d'apprentissages dans tous les domaines d'enseignement supérieur. La simultanéité des concepts théoriques et celle des pratiques d'enseignement/apprentissage avec la FAD et MOOCS dans tous les secteurs de la vie sociale crée la venue d'une nouvelle méthode d'enseignement/apprentissage basée sur la culture du numérique rencontre synchrone (RS) et asynchrone (RAS) pour lequel le système éducatif doit préparer chaque individu à s'approprier ces techniques nouvelles et de façon harmonieuse.

Au regard de ceci, l'efficacité du FOAD et MOOCS dans l'enseignement en présentiel à distance face à l'enseignement en présentiel collectif en classe devient la meilleure alternative visant toutes les catégories socioprofessionnelles dont l'objectif est d'adhérer aux valeurs de socialisation positive (conscience) au temps de la Covid-19 et celle de la FAD et MOOCS à son usage au sein des établissements universitaires dans le cadre de la formation avec la FAD et MOOCS.

Contexte et justification

L'objectif visé de l'étude est de déterminer l'assurance qualité du dispositif pédagogique d'enseignement/apprentissage par les FOAD/MOOC en présentiel à distance par le personnel administratif/enseignant -e et les étudiant-e-s avec le numérique face au Covid-19 à l'ICTU et l'UMNG. Les éléments qui justifient cette recherche montrent que l'assurance qualité du dispositif pédagogique d'enseignement/apprentissage par le FOAD/MOOC en présentiel à distance permettent de maintenir le niveau éducatif au sein de l'enseignement supérieur à l'ICT University (ICTU) Campus Cameroun déjà existant dans leur système éducatif et en particulier à

l'Université Marien NGOUABI (UMNG) par la formation initiale et continue, la mobilité ou/et la réorientation des étudiants-es ; ainsi que le besoin d'acquérir de nouvelles méthodes pédagogiques permettant d'acquérir des compétences, des connaissances, des connaissances nouvelles sont de nos jours les enjeux importants de notre système d'enseignement face au Covid-19. En dépit de tout ceci, plusieurs disparités sont largement observées dans tous les pays du monde ayant un faible revenu. Notamment des pays d'Afrique subsaharienne qui présentent un état de santé éducatif, scientifique, culturel et pédagogique peu évolutive. Ceci est dû à la fracture numérique. Il ressort qu'en Afrique subsaharienne, 89% des apprenant-e-s n'ont pas accès aux outils numériques, problèmes d'électricités, d'équipements et de matériels.
De même, 82% n'ont pas accès à l'internet. On note que plus de 60 millions d'apprenant-e-s vivent dans les lieux non connectés en réseaux mobiles, en particulier plus de la moitié existe en Afrique subsaharienne. Pourtant, de nos jours, les téléphones intelligents devront permettre aux élèves et étudiant-e-s de communiquer, s'informer, se connecter entre eux et aussi avec leurs enseignant-e-s, la scolarité et le personnel administratif.

Aujourd'hui l'assurance qualité sur les pratiques d'évaluation des TICE par le personnel administratif/enseignant-e-s et les étudiant-e-s de l'Université Marien NGOUABI et de l'Université des ICTU-USA Campus Messassi du Cameroun en relation avec l'enseignement supérieur au Congo Brazzaville présente des rythmes variables et de plus en plus accélérés. D'une « cible normative » favorisant la hiérarchisation des établissements d'enseignement et des interventions (Furter, 1983), l'assurance qualité des pratiques d'évaluation des TIC est actuellement l'une des plateformes les plus puissantes d'expression du pouvoir dans l'enseignement supérieur, tant au niveau des établissements, obligés d'agir pour renforcer leurprogrès tant au niveau des politiques, des stratégies que des méthodes pédagogiques dans l'enseignement supérieur congolais en faisant une forte pression de la concurrence mondiale (Marginson, 2008). Au regard de tout ceci, il est bon de considérer que l'assurance qualité de la nouvelle pédagogie de l'enseignement/apprentissage, passe par la maîtrise des instruments TICE. Ceci reste un point important dans la nouvelle conception des universités.

Par ailleurs, nous constatons que depuis la conférence de Stockholm en 1972 jusqu'à la conférence de Rio appelée « Sommet de la Terre » en 1992, les politiques nationales visant l'éducation pour tous (EPT), la formulation des objectifs du millénaire pour le développement (OMD6) et les objectifs du développement durable (ODD4), le niveau de prise de conscience des peuples sur les multiples problèmes écologiques de la planète et leurs relations avec le développement ont été augmentés (Fonkoua, 2018).

Dans le domaine de l'éducation on s'intéresse à l'être physique, psychologique, moral dans toute sa diversité dans le temps et l'espace. Cette analyse réflexive part d'une affirmation dans laquelle l'environnement de chaque individu est constitué des personnes et ses besoins fondamentaux en relation avec l'esprit de se développer de façon harmonieuse sur le plan physique, intellectuel, socio-affectif et spirituel (Fonkoua, 2018). L'essence de l'éducation ne se limite pas à adapter la personne aux conditions et interactions de la vie sociale, mais d'abord et avant tout à faire un homme et, dans le même sens, à faire faire citoyen. Selon le même auteur, l'éducation de la personne implique celle de la communauté : en effet, l'éducation pour la communauté implique elle-même et requiert avant tout l'éducation pour la personne, car on ne forme un homme qu'au sein d'une vie de communauté (Fonkoua, 2018). En revanche, cela justifie les remarques enregistrées aux vieilles méthodes pédagogiques suite à leurs pratiques.

Djeumeni (2010) a fait remarquer que la radio et la télévision diffusent des programmes en Français en anglais et en langues locales et qu'elles soient ainsi répandues, les systèmes éducatifs avant la COVID-19 n'ont pas beaucoup pris en compte ces médias. Aujourd'hui avec l'Internet et les plateformes de formation à distance, les Moocs et les réseaux sociaux se sont multipliés comme solution, contribution à l'éducation dans l'atteinte des objectifs de l'élargissement de l'accès de l'éducation au plus grand nombre et de l'universalisation de la qualité de l'enseignement/apprentissage préscolaire, primaire, secondaire et universitaire pendant la Covid-19. Malgré cela, l'accès à l'internet reste disproportionné. Au regard du contexte d'inégalité d'accès à l'internet, les efforts pour la scolarisation des filles et de plus vulnérables sont impactés négativement.

Par ailleurs, en situation de la COVID-19 l'on observe une situation pédagogique médiatisée, cette situation est multi référencée, et met en jeux les acteurs : les élèves et le formateur, les savoirs, la démarche pédagogique, le contexte pédagogique et autres. Face à cette crise sanitaire, des résultats sont trouvés afin d'atténuer les effets vicieux sur l'éducation, en mobilisant le numérique éducatif, les FAD, les formations en ligne, l'Education à distance et l'Inclusion digitale.

Wallet (2004) a montré que l'ensemble de bonnes pratiques liées au bon usage ou au non usage des FOAD dans un contexte éducatif où les matériels et les infrastructures sont ou non disponibles ou présents. A mieux comprendre comment une industrialisation de l'éducation avec tous les aspects négatifs de la production en chaine des contenus d'apprentissage et la relative autonomie de l'apprenant pourraient avoir sur les acteurs.

Au regard de ceci, la question du temps est évaluée et afin que des systèmes éducatifs puissent concevoir, partager, transmettre leurs solutions technologiques et autres appuis multiformes, en vue d'assurer la qualité et la continuité des cours pendant et après la COVID-19. De même, de mettre essentiellement des stratégies pour assurer la qualité et la continuité des cours dans le système éducatif (Primaire, Secondaire, la Formation Techniques et Professionnelles, Supérieur) et les institutions de l'Enseignement (ODD, EPT, UNESCO, OMD, AUF…) doivent se mutualiser rapidement là où les contextes se ressemblent pour gagner en efficacité et efficience.

Aujourd'hui, les TICE sont ~~des~~ facteurs d'exclusion pour l'intégration dans leur système éducatif. Mais, elles sont également un facteur d'inclusion pour des individus ayant développé leurs compétences et connaissances parfaitement dans la gestion universitaire. Il sied de retenir que les TICE est un concept rattacher au numérique et qui fait l'objet d'usage importante de nos jours dans tous les domaines, et celui de l'enseignement lié aux problèmes résultant de l'intégration des TICE au sein des systèmes institutionnels, éducationnels, et universitaires, par l'usage des outils numériques dans les nouvelles pratiques pédagogiques de l'enseignement/apprentissage en présentiel à distance au temps de la Covid-19. Par conséquent, les acteurs scientifiques doivent rendre utiles et efficaces le numérique en milieu éducatif.

Le constat qui se dégage, prouve que le numérique (multimédia, Internet, WhatsApp, Zoom, Google Meet, Mooc, Mooc-Fun, Skype...) permet de vivre et d'enseigner au temps du Covid-19 en ayant accès à plus de données d'information et documents, de participer, suivre ses cours, devoirs et examens ; ainsi que toutes les activités académiques et pédagogiques en ligne.

Ceci offre d'opportunité de développer et d'augmenter ses compétences, connaissances et savoirs. À la vue de l'utilité, les nouveaux dispositifs de la nouvelle pédagogie d'enseignement à encourager devant cette pandémie sanitaire en milieu scolaire et universitaire en général et en particulier à l'ICTU et l'UMNG.

Intérêt de l'étude

L'intérêt de cette l'étude consiste à l'assurance qualité des FOAD/MOOCdans la nouvelle pédagogie d'enseignement/apprentissage en présentiel à distance avec l'outil numérique en lien entre les administrateurs, les enseignants-e-s, les étudiants-e-s et ceux des scolarités au temps du Covid-19 en milieu universitaire à l'ICTU et l'UMNG.

Problématique

Le problème qui se pose vise à évaluer l'assurance qualité pédagogique des FOAD/MOOCpar les administratifs, les enseignant-e-s, les étudiant-e-s et des scolarités face aux exigences sanitaires adhérent aux nouvelles pédagogiques d'enseignement en présentiel à distance des institutions en matière d'enseignement avec le numérique au temps de la Covid-19 à l'ICTU et l'UMNG.

Insertion théorique

L'analyse des différents écrits de cette étude a montré que pour Castells (2002), la fracture numérique indique l'écart entre, d'une part, ceux qui utilisent le potentiel des technologies de l'information et de la communication (TIC) pour leur réussite personnelle ou professionnelle et, d'autre part, ceux qui ne les exploitent faute de pouvoir y accéder par manque d'équipements ou de compétences. Pour le même auteur, la fracture numérique n'est donc pas mesurée par le nombre de connectés à internet, mais par les effets simultanés de la connexion de certains et de la non-connexion des autres.

Particulièrement technique en raison de l'accès aux infrastructures : électricité, connectivité, coût d'accès à Internet, matériel informatique, manque d'équipement, manque de compétences. Elle découle également de barrières éducatives (savoir lire), culturelles (avoir le goût de l'éducation) et linguistiques (maîtrise de l'anglais et du français) ».

Selon Fonkoua (2006), l'utilisation des TICE dans l'éducation doit promouvoir la formation « tout au long de la vie ». L'intégration des TICE dans la formation permanente des enseignants, avant d'être une technique, doit être une philosophie de vie, car l'être humain doit toujours avoir le besoin de se développer et de s'améliorer. Pour cet auteur, la formation du personnel doit être permanente.

Pour Fonkoua (2006), la Techno pédagogie ou mieux encore la Ticelogie est la science de l'intégration des Techniques d'Information et de Communication dans le processus d'Education (TICE) qui contribue à l'atteinte de quatre niveaux de compétence à la connaissance : compétences techniques liées à la connaissance de l'environnement informatique, compétences méthodologiques et pédagogiques, compétences didactiques et compétences en recherche. Selon l'auteur, la formation du personnel doit être continue.

De même, pour Deschênes et *al.* (1996) les formations à distance sont caractérisées par quatre concepts, à savoir : l'accessibilité qui propose aux étudiants-es des situations d'enseignement/apprentissage en tenant compte des contraintes individuelles par apprenant ; la flexibilité qu'offre à l'étudiant la possibilité de planifier ses activités d'apprentissage à sa guise ; la contextualisation qui permet à l'individu d'apprendre dans son contexte immédiat ; la désaffectivation des savoirs qui apparaît dans les situations d'apprentissage tant qu'il n'y a pas de relation directe enseignant-e et étudiant-e.

Par ailleurs, Taziri et Allouche (2005), Denis (2003) ont fait remarque que l'apprenant est au centre de la FAD. Pour ces mêmes auteurs, le dispositif de formation est basé sur trois services : le pédagogique, l'administratif et la technique qui nécessitent des acteurs différents et complémentaires.

En revanche, Garrot (2007) a identifié sept (7) acteurs lors d'une formation à distance. Selon le même auteur, d'une part, le tuteur (enseignant-e) est une personne ressource, qui a pour charge de guider les étudiant-e-s dans leur apprentissage. Il dispose de certaines variables pédagogiques que l'on pourrait qualifier de degrés de liberté. L'apprenant est considéré comme le second acteur. Il est identifié par l'enseignant -e- (tuteur/tutrice) avant le début de la formation. Le groupe de travail est un regroupement de plusieurs apprenants afin de réaliser une situation particulière d'apprentissage.

Le concepteur pédagogique est chargé du contenu de la formation ou plus spécialement du cours. C'est lui l'expert du cours et propose les outils nécessaires à son suivi. L'équipe de conception et réalisation scénarise les différentes activités du cours et s'occupe de la présentation du contenu. Le concepteur informatique est la personne qui conçoit la plateforme informatique (Moodle, WhatsApp, Zoom, Google Meet, Mooc, Mooc-Fun...). Enfin, le gestionnaire de formation gère le côté administratif de la formation.

Par contre, Paquette (2001) a montré que de nombreuses façons d'encadrer les étudiant-e-s à distance existent. Selon l'auteur, chaque institution développe sa formation en fonction des étudiants concernés, des ressources mises à disposition, de la politique de l'établissement, des règlements et des directives de celui-ci.

Le modèle culturel adopté par la communauté détermine donc la souplesse des dispositifs de formation à distance. L'encadrement est défini comme « une structure composée de divers éléments, mis en place pour assister et soutenir l'étudiant durant sa démarche d'apprentissage » (Paquette, 2001, p. 12).

Toutes les formes d'activités de soutien à l'apprenant sont également considérées comme de l'encadrement. Le but étant d'aider ces apprenants durant leur formation et de développer leur autonomie pour qu'ils réalisent leur projet de formation.

Méthodologie adoptée

La méthode adoptée pour les enquêtes a été d'une approche mixte (qualitative et quantitative). Cette étude est de type exploratoire sur une pré-enquête suivie du questionnaire, des entretiens semi-directifs ont été réalisés auprès de 40 personnels administratifs et 60 enseignants, 30 agent des scolarités et 100 étudiants-es. La population étudiée est constituée de quatre groupes socioprofessionnels dont le personnel administratif, les enseignant-e-s, les étudiant-e-s et les agents des scolarités.

Tableau 1

Repartition de la population

Groupes cibles	Sondage		Entrevue	
	Nombres	Âge	Nombres	Âge
Étudiant-e-s	90	18 - 40 ans	10	18 - 65 ans
Professeur / Enseignant-e-s	50	30 - 64 ans	10	30 - 70 ans
Personnel Administratif	30	30 - 64 ans	10	30 - 70 ans
Agents des Scolarité	20	20 - 64 ans	10	20 - 65 ans

Source : Enquête personnelle

Les outils pour la collecte des données ont été le questionnaire, des entretiens semi-directifs ont été réalisés. Par ailleurs, pour l'analyse des données, nous avons recouru aux logiciels SPSS v.22.0 et Nvivo v.11.

Présentation et analyse des résultats

Tableau 2

Répartition des sujets selon l'âge, le sexe et la profession

Variables	Modalités	N	%
Tranche d'âge	18-27	65	28,26%
	28-37	55	23,91%
	38-47	50	21,74%

	48-57	30	13,04%
	58 et plus	30	13,04%
Genre	Masculin	125	54,35%
	Féminin	105	45,65%
Statut	Administratif	40	17,40%
	Enseignant-e	60	26,10%
	Etudiant-e	100	43,50%
	Agent des scolarités	30	13,04%

Il ressort des données du tableau 1, que 28,26% étaient la tranche d'âge la plus élevée. Par contre, le taux le plus élevé a été à 54,35% chez le genre masculin contre 45,65% de celle du féminin. De même, à 43,50% les étudiant-e-s ont été les plus nombreux.

Tableau 3

Qualité des connaissances des outils numériques des TICE dans les enseignements

	Qualité des connaissances avec les TICE				
Statut	Bonne		Mauvaise		Total
	n	%	n	%	N
Etudiant-e-s	30	30%	70	70%	100
Enseignant-e-s	20	33,33%	40	66,66%	60
Personnel administratif	10	25%	30	75%	40
Agent des scolarités	10	33,33%	20	66,66%	30
Total	70		160		230

33,33% des enseignant-e-s/agent des scolarités, 30% des étudiant-e-s et 25% d'administration affirmaient que la qualité des connaissances des outils numériques dans l'enseignement contre respectivement 75% des administrateurs, 70% des étudiant-e-s, 66,66% des enseignant-e-s/agents des scolarités n'optaient pas à la qualité des connaissances des outils numériques dans l'enseignement.

Tableau 4
Qualité des compétences en outils numérique des TICE dans les enseignements

Statut	Qualité des compétences avec les TICE				
	Bonne		Mauvaise		Total
	n	%	n	%	N
Etudiant-e-s	35	35%	65	65%	100
Enseignant-e-s	35	58,33%	25	41,66%	60
Personnel administratif	25	62,50%	15	37,50%	40
Agent des scolarités	12	40%	18	60%	30
Total	107		123		230

Au regard de ce tableau, 62,50% des administrateurs, 58,33% des enseignant-e-s, 40% des agents des scolarités et 35% des étudiant-e-s avouaient la qualité des compétences en outils numérique à l'enseignement contre 65% des étudiant-e-s, 60% des agents des scolarités, 41,66% des enseignant-e-s et 37,50% des administrateurs n'approuvaient la qualité des compétences en outils numérique à l'enseignement.

Tableau 5
Connaissance des FOAD/MOOC comme outil numérique des TICE dans les enseignements

Statut	Connaissance du FOAD/MOOC				
	Bonne		Mauvaise		Total
	n	%	n	%	N
Etudiant-e-s	25	25%	75	75%	100
Enseignant-e-s	16	26,66%	44	73,33%	60
Personnel administratif	14	35%	26	65%	40
Agent des scolarités	9	30%	21	70%	30
Total	64		156		230

35% des administrateurs, 30% des agents des scolarités, 26,66% des enseignant-e-s et 25% d' des étudiant-e-s ont la connaissance des FOAD/MOOC dans l'enseignement contre 75% des étudiant-e-s, 70% des agents des scolarités, 73,33% et 65% n'ont pas la connaissance des FOAD/MOOC dans l'enseignement.

Tableau 6

Compétences d'usage des FOAD/MOOC comme outil numérique des TICE dans les enseignements

Statut	Compétences d'utilisation du FOAD/MOOC				
	Bonne		Mauvaise		Total
	n	%	n	%	N
Etudiant-e-s	35	35%	65	65%	100
Enseignant-e-s	22	36,66%	38	63,33%	60
Personnel administratif	14	35%	26	65%	40
Agent des scolarités	8	26,66%	22	73,33%	30
Total	79		151		230

36,66% des enseignant-e-s, 35% de l'administration/étudiant-e-s et 26,66% des agents des scolarités ont des compétences en FOAD/MOOC à l'enseignement contre 73,33% des agents des scolarités, 65% de l'administration/étudiant-e-s et 63,33% des enseignant-e-s n'ont des compétences en FOAD/MOOC à l'enseignement.

Tableau 7

Assurance qualité des FOAD/MOOC comme outil numérique des TICE dans les enseignements

Statut	Assurance qualité du FOAD/MOOC				
	Bonne		Mauvaise		Total
	n	%	n	%	N
Etudiant-e-s	22	22%	78	78%	100
Enseignant-e-s	13	21,66%	47	78,33%	60
Personnel administratif	13	32,50%	27	67,50%	40
Agent des scolarités	11	36,66%	19	63,33%	30
Total	59		171		230

36,66% des agents des scolarités, 32,50% de l'administration, 22% des étudiant-e-s et 21,66% des enseignant-e-s admettaient l'assurance qualité des FOAD/MOOC dans l'enseignement contre 78,33% des enseignant-e-s/étudiant-e-s, 67,50% de l'administration et 63,33% des agents des scolarités n'admettaient pas l'assurance qualité des FOAD/MOOC dans l'enseignement.

Graphique 1-a

Avis du personnel administratif sur la connaissance des FOAD/MOOC outil d'enseignement

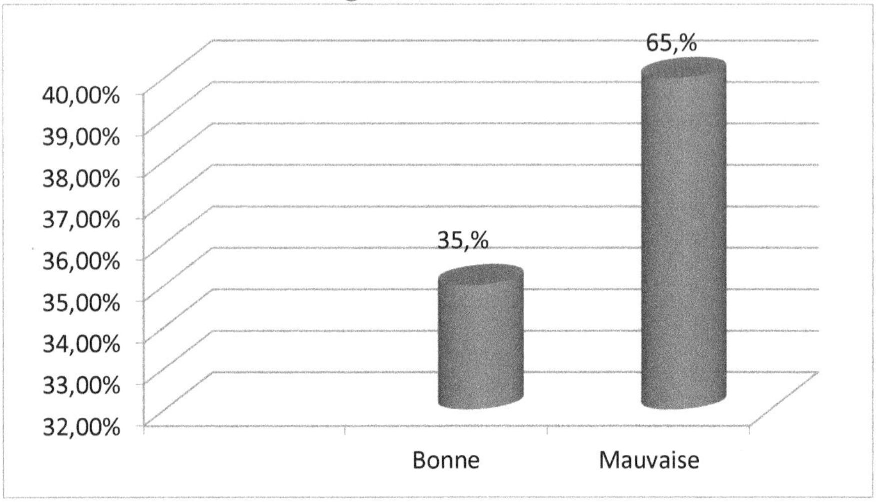

Il se dégage deux avis opposés, dont 35% du personnel administratif interrogés avouaient une bonne réponse sur la connaissance des FOAD/MOOC outil d'enseignement. *A contrario*, le personnel administratif à 65%, une mauvaise réponse Ils n'ont pas de connaissance, optent pour le système classique d'enseignement.

Graphique 1-b

Avis du personnel administratif sur la compétence des FOAD/MOOC outil d'enseignement

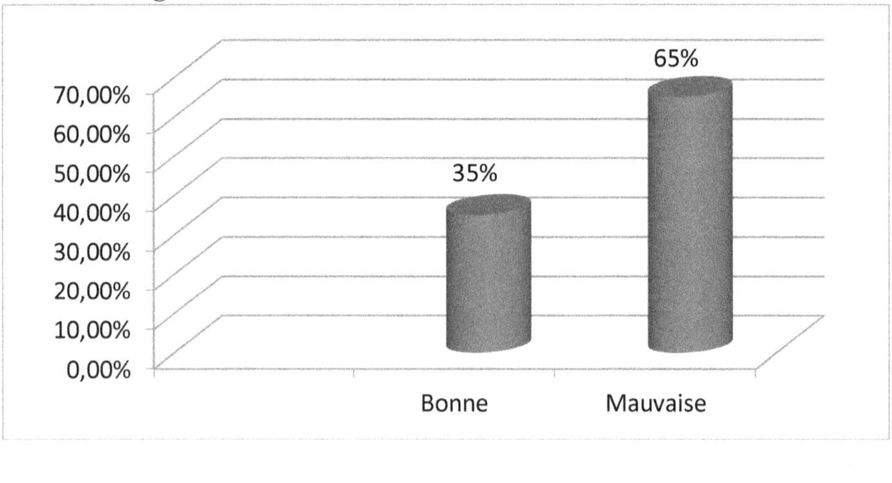

Il se dégage deux propos opposés, dont 35% du personnel administratif interrogés acceptaient une bonne réponse sur la connaissance des FOAD/MOOC outils d'enseignement. *A contrario,* le personnel administratif à 65%, une mauvaise réponse Ils n'ont pas des compétences, optent pour le système classique d'enseignement.

Graphique 2-a

Avis des enseignant-e-s sur la connaissance des FOAD/MOOC outils d'enseignement

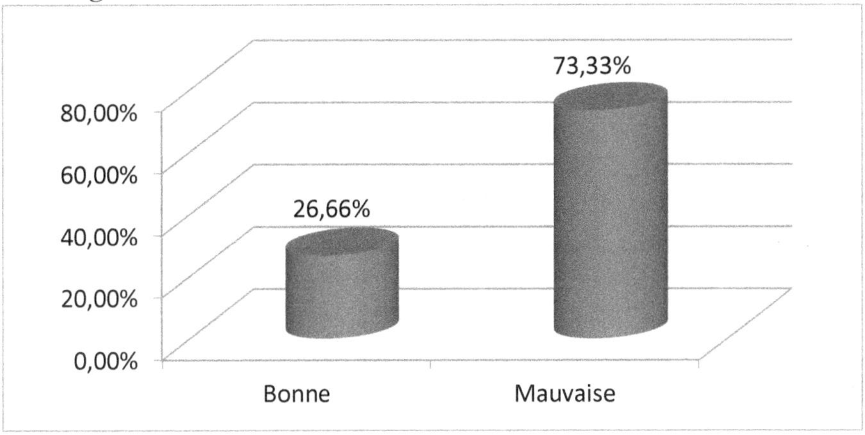

Il se dégage deux opinions opposées, dont 26,66% des enseignant-e-s interrogé(e)s avouaient une bonne réponse sur la connaissance des FOAD/MOOC outils d'enseignement. *A contrario*, les enseignant-e-s à 73,33%, une mauvaise réponse. Ils n'ont pas de connaissance ; ils optent pour le système classique d'enseignement.

Graphique 2-b

Avis des enseignant-e-s sur la compétence des FOAD/MOOC outils d'enseignement

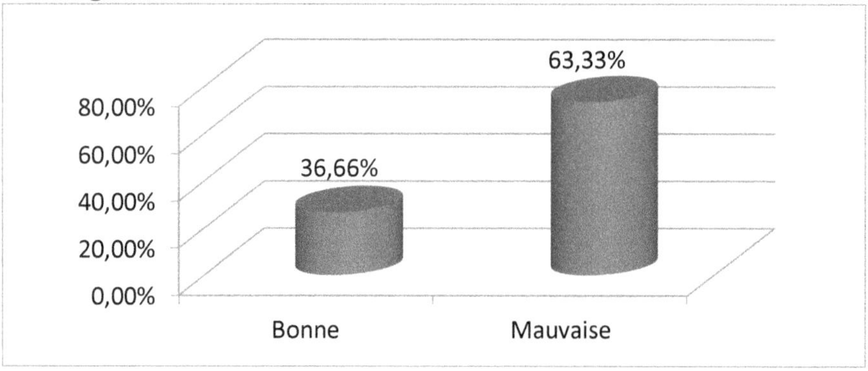

Il se dégage deux avis opposés, dont 36,33% des enseignant-e-s interrogés avouaient une bonne réponse sur la connaissance des FOAD/MOOC outils d'enseignement. A contrario, les enseignant-e-s à 63,33%, admettent une mauvaise réponse Ils n'ont pas des compétences, optent pour le système classique d'enseignement.

Graphique 3-a

Avis des étudiant-e-s sur à la connaissance des FOAD/MOOC *outils d'enseignement*

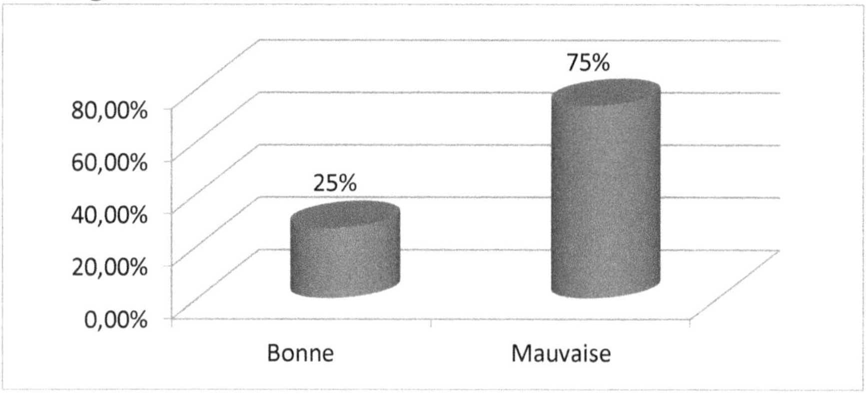

Il se dégage que 25% des étudiant-e-s interrogés avouaient une bonne réponse sur la connaissance des FOAD/MOOC outil d'enseignement. *A contrario*, les étudiant-e-s à 75%, admettent une mauvaise réponse. Ils n'ont pas de connaissance, optent pour le système classique d'enseignement.

Graphique 3-b

Avis des étudiant-e-s sur la compétence des FOAD/MOOC outils d'enseignement

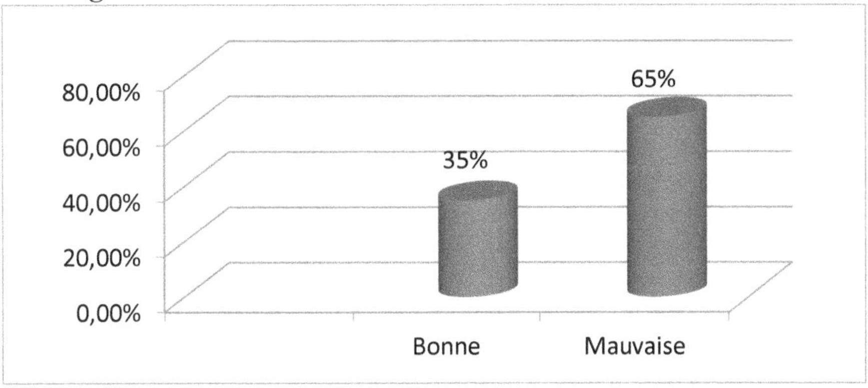

Il se dégage que 35% des étudiant-e-s interrogés avouaient une bonne réponse sur la connaissance des FOAD/MOOC outils d'enseignement. *A contrario,* les étudiant-e-s à 65%, admettent une mauvaise réponse. Ils n'ont pas des compétences, optent pour le système classique d'enseignement.

Graphique 4-a

Avis des agents des scolarités sur la connaissance des FOAD/MOOC outils d'enseignement

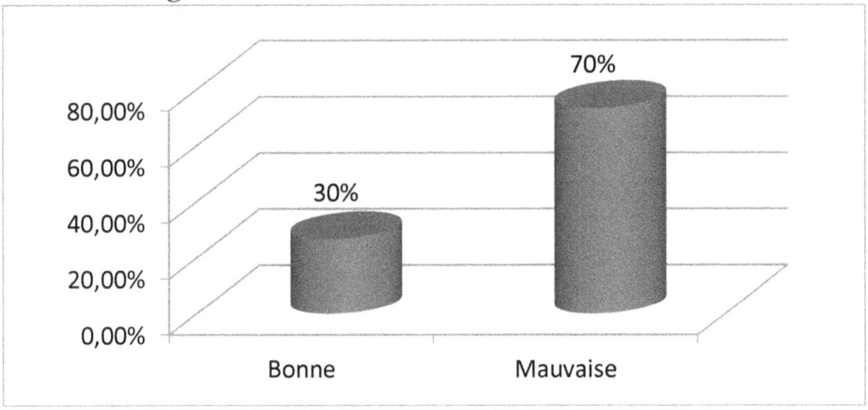

Il ressort que 30% des agents des scolarités interrogées avouaient une bonne réponse sur la connaissance des FOAD/MOOC outils d'enseignement. A contrario, les agents des scolarités à 70%, admettent une mauvaise réponse. Ils n'ont pas de connaissance, optent pour le système classique d'enseignement.

Graphique 4-b

Avis des agents des scolarités sur la compétence des FOAD/MOOC outils d'enseignement

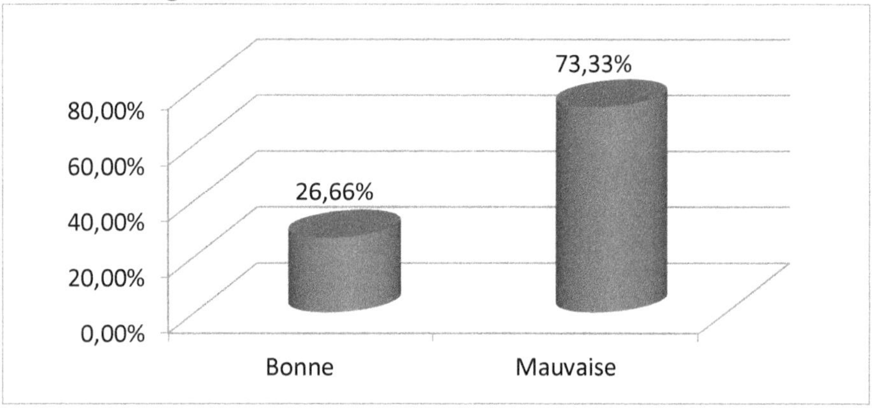

Il ressort que 26,66% des agents des scolarités interrogées avouaient une bonne réponse sur la compétence des FOAD/MOOC outils d'enseignement. A *contrario*, les agents des scolarités à 73,33%, donnent une mauvaise réponse. Ils n'ont pas des compétences, optent pour le système classique d'enseignement.

Graphique 5

Avis du personnel administratif sur l'assurance qualité des FOAD/MOOC dans les enseignements

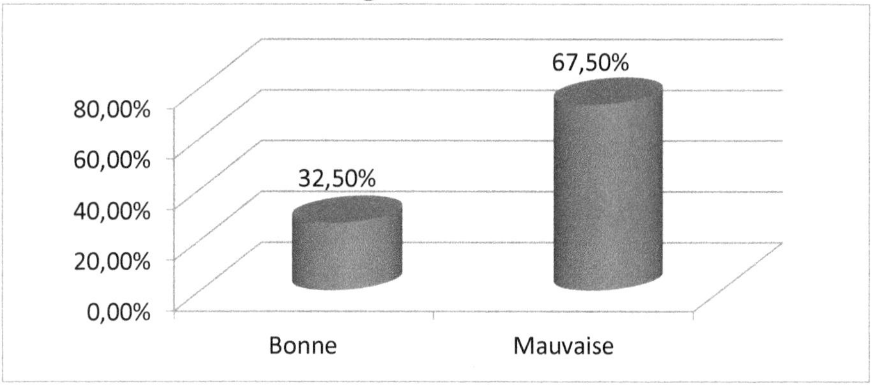

Il se dégage deux opinions opposées, dont 32,50% du personnel administratif interrogés affirmaient une bonne réponse sur l'assurance qualité des FOAD/MOOC dans les enseignements. A contrario, 67,50% du personnel administratif admettaient une mauvaise réponse.

Ils n'ont pas des compétences en numérique, optent pour le renforcement des capacités.

Graphique 6

Avis des enseignant-e-s sur l'assurance qualité des FOAD/MOOC dans les enseignements

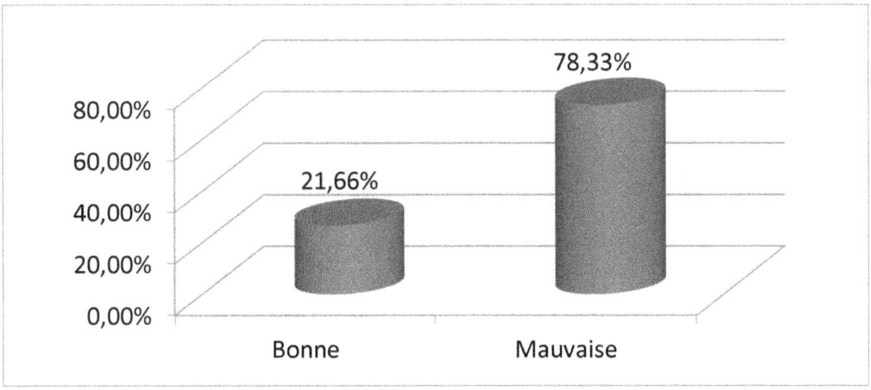

Il se dégage deux avis contraires, dont 21,66% les enseignant-e-s interrogés avaient émise une bonne opinion sur l'assurance qualité des FOAD/MOOC dans les enseignements. Par contre, 73,33% les enseignant-e-s admettaient une mauvaise opinion. Ils n'ont pas des compétences en numérique, optent pour le renforcement des capacités.

Graphique 7

Avis des étudiant-e-s sur l'assurance qualité des FOAD/MOOC dans les enseignements

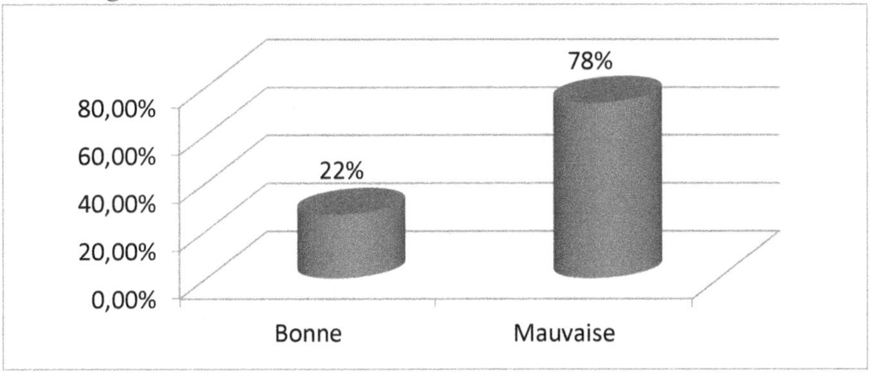

Il se dégage deux réponses opposées, dont 22% des agents de scolarités interrogés affirmaient une bonne opinion sur l'assurance qualité des FOAD/MOOC dans les enseignements. *A contrario*, 78% des agents des scolarités affirmaient une mauvaise opinion. Ils n'ont pas des compétences en numérique, optent pour le renforcement des capacités.

Graphique 8

Avis des agents des scolarités sur l'assurance qualité des FOAD/MOOC dans les enseignements

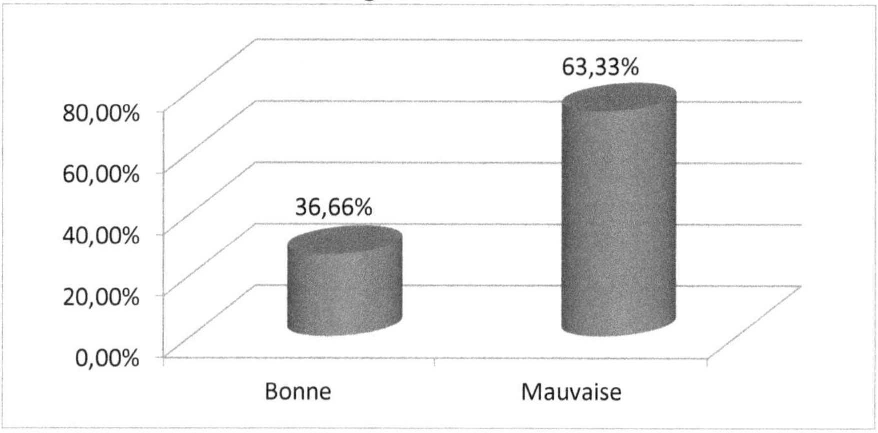

Il se dégage deux avis opposés, dont 36,33% des agents de scolarités interrogés affirmaient une bonne opinion sur l'assurance qualité des FOAD/MOOC dans les enseignements. A contrario, 63,66% des agents des scolarités admettaient une mauvaise opinion. Ils n'ont pas des compétences en numérique, optent pour le renforcement des capacités.

Interprétation et analyse des résultats

Il ressort de l'analyse de contenu de L'Ecuyer (1990) qui a été réalisée, grâce à laquelle nous pouvons conclure, que le personnel administratif a une vision différente des enseignant-e-s ainsi que les étudiant-e-s de ce que doit être le numérique et qu'il y a bien une différence entre les prescriptions du personnel administratif et la pratique dite « réelle » des enseignant-e-s.

1. <u>Au niveau de la répartition des sujets selon l'âge, le sexe et la profession</u> :

Il ressort des données du tableau 1 sur la répartition des sujets selon l'âge, le sexe et la profession, que 32% étaient la tranche d'âge le plus élevée. Par contre, le taux le plus élevé a été 56% chez le genre masculin contre 44% de celle du féminin. De même, à 60% les étudiant-e-s sont les plus nombreux. Il ressort des données du tableau 1 que les personnes du genre masculin ont été plus nombreuses que celles du genre féminin. Aussi, il y a plus d'étudiant-e-s dans notre échantillon que des enseignants.

2. <u>Au niveau de l'assurance qualité de la connaissance des outils numériques</u> :

En ce qui concerne les résultats contenus dans le tableau 3 sur la connaissance des FOAD/MOOC dans l'enseignement, montrent respectivement à 33,33% les enseignant-e-s/agent des scolarités, 30% d'étudiant-e-s et 25% d'administration affirmaient que la qualité des connaissances des outils numérique dans l'enseignement contre respectivement 75% administrateur, 70% d'étudiant-e-s, 66,66% enseignant-e-s/agents des scolarités n'optaient pas à la qualité des connaissances des outils numérique dans l'enseignement. Il ressort que les enseignant-e-s et agents des scolarités avaient l'assurance qualité des connaissances des FOAD/MOOC que les étudiant-e-s et ceux des administrations. Ils n'ont pas une bonne structure de contrôle de l'assurance qualité de la connaissance dans les cours des TICE.

3. <u>Au niveau de la connaissance des FOAD/MOOC comme outil numérique des TICE dans les enseignements</u> :

En ce qui concerne les résultats obtenus du tableau 5, relèvent respectivement à 35% les administrateurs, 30% d'agents des scolarités, 26,66% les enseignant-e-s et 25% d'étudiant-e-s ont la connaissance des FOAD/MOOC dans l'enseignement contre 75% d'étudiant-e-s, 70% d'agents des scolarités, 73,33% et 65% n'ont la connaissance des FOAD/MOOC dans l'enseignement.

- <u>Au niveau du personnel administratif sur l'assurance qualité de la connaissance dans les enseignements</u> :

Les résultats sur les avis partagés du personnel administratif sur l'assurance qualité de la connaissance des outils numériques ont montré que deux opinions opposées, dont 28,57% du personnel administratif interrogés sont très favorables à l'usage du numérique dans l'enseignement. De même, 28,57% du personnel administratif sont défavorables, ils optent pour le système classique d'enseignement.

- Au niveau des enseignant-e-s sur l'assurance qualité de la connaissance dans les enseignements :

Les résultats obtenus sur les avis des enseignant-e-s sur l'usage du numérique dans les enseignements ont révélé que deux opinions opposées, dont 28,57 % des enseignant-e-s interrogés sont très favorables à l'usage du numérique dans l'enseignement. Par contre, 28,57 % des enseignant-e-s sont défavorables, ils optent pour le système classique d'enseignement.

- Au niveau des étudiant-e-s sur l'assurance qualité de la connaissance dans les enseignements :

S'agissant des résultats recueillis, des avis des étudiant-e-s sur l'usage du numérique dans les enseignements, se sont illustré que 26,66 % des étudiant-e-s interrogés sont favorables à l'usage du numérique et des outils TICE dans les enseignements. A contrario, 33,33 % des étudiant-e-s peu favorable optent pour le système classique d'enseignement.

- Au niveau des agents de la scolarité sur l'assurance qualité de la connaissance dans les enseignements :

S'agissant des résultats recueillis, des avis des agents des scolarités sur l'usage du numérique dans les enseignements, se sont illustré que 16,66 % des étudiant-e-s interrogés sont très favorables et favorables à l'usage du numérique et des outils TICE dans les enseignements. A contrario, 33,33 %, d'étudiant-e-s peu favorables contre 26,66 % défavorable optent pour le système classique d'enseignement.

4. Au niveau de l'assurance qualité de compétence des outils numériques:

Les résultats contenus dans le tableau 4 sur des compétences en FOAD/MOOC montrent respectivement à 62,50 % les administrateurs, 58,33% les enseignant-e-s, 40 % agents des scolarités et 35 % étudiant-e-s avouaient la qualité des compétences en outils numérique à l'enseignement contre 65% d'étudiant-e-s, 60 % agents des scolarités, 41,66 % d'enseignant-e-s et 37,50 % d'administrateurs n'approuvaient la qualité des compétences en outils numérique à l'enseignement. Ce qui est normal lorsqu'on sait que parmi les quatre groupes socioprofessionnels il y en a qui ne sont qu'au début des

études ; manque des compétences et qui n'ont pas encore approfondi les cours d'informatique.
En ce qui concerne la posture des enseignant-e-s envers les compétences du numérique à partir des TICE dans leurs enseignements, tous interrogés sont très motivés pour l'utilisation et le renforcement des capacités en outils numériques dans les enseignements.

5. Au niveau des compétences d'usage des FOAD/MOOC comme outil numérique des TICE dans les enseignements :
Les résultats du tableau 6 révèlent respectivement qu'à 36,66% des enseignant-e-s, 35% administration/étudiant-e-s et 26,66% des agents des scolarités ont des compétences en FOAD/MOOC à l'enseignement contre 73,33% des agents des scolarités, 65% administration/étudiant-e-s et 63,33% enseignant-e-s n'ont pas des compétences en FOAD/MOOC à l'enseignement.

- Au niveau du personnel administratif sur l'assurance qualité des compétences du numérique dans les enseignements :
S'agissant des résultats, ils montrent que deux opinions opposées, dont 35% du personnel administratif interrogés affirmaient une bonne réponse sur l'assurance qualité des FOAD/MOOC dans les enseignements. A contrario, 65% du personnel administratif admettaient une mauvaise réponse. Ils n'ont pas des compétences, optent pour le système classique d'enseignement.
- Au niveau des enseignant-e-s sur l'assurance qualité des compétences des FOAD/MOOC dans l'enseignement :
Les résultats obtenus ont relevé deux opinions opposées, dont 36,33 % les enseignant-e-s interrogés avaient émis une bonne opinion sur l'assurance qualité des FOAD/MOOC dans les enseignements. Par contre, 63,33 % les enseignant-e-s admettaient une mauvaise opinion. Ils n'ont pas des compétences, optent pour le système classique d'enseignement.
- Au niveau des étudiant-e-s sur l'assurance qualité des compétences des FOAD/MOOC dans l'enseignement :
Les résultats recueillis ont montré que 35 % des étudiant-e-s interrogés affirmaient une bonne opinion sur l'assurance qualité des FOAD/MOOC dans les enseignements. A contrario, 65% d'étudiant-e-s affirmaient une mauvaise opinion. Ils n'ont pas des compétences, optent pour le système classique d'enseignement.

- Au niveau des agents des scolarités sur l'assurance qualité des compétences des FOAD/MOOC dans l'enseignement :
S'agissant des résultats recueillis, ils révèlent que 26,66 % des agents de scolarité interrogés affirmaient une bonne opinion sur l'assurance qualité des FOAD/MOOC dans les enseignements. A contrario, 73,33 % les agents des scolarités admettaient une mauvaise opinion. Ils n'ont pas des compétences, optent pour le système classique d'enseignement.

6. Assurance qualité des FOAD/MOOC comme outil numérique des TICE dans les enseignements :
En ce qui concerne le tableau 7, les résultats ont montré respectivement que 36,66 % des agents des scolarités, 32,50 % de l'administration, 22 % des étudiant-e-s et 21,66 % des enseignant-e-s admettaient l'assurance qualité des FOAD/MOOC dans l'enseignement contre 78,33 % les enseignant-e-s/étudiant-e-s, 67,50 % d'administration et 63,33 % d'agents des scolarités n'admettaient pas l'assurance qualité des FOAD/MOOC dans l'enseignement.

- Au niveau du personnel administratif sur l'assurance qualité des FOAD/MOOC dans les enseignements :
S'agissant des résultats, ils ont montré que deux opinions opposées, dont 32,50% du personnel administratif interrogés affirmaient une bonne réponse sur l'assurance qualité des FOAD/MOOC dans les enseignements. A contrario, 67,50% du personnel administratif admettaient une mauvaise réponse. Ils n'ont pas des compétences en numérique, optent pour le renforcement des capacités.

- Au niveau des enseignant-e-s sur l'assurance qualité des FOAD/MOOC dans les enseignements :
S'agissant des résultats obtenus, ils ont relevé deux opinions opposées, dont 21,66% les enseignant-e-s interrogés avaient émise une bonne opinion sur l'assurance qualité des FOAD/MOOC dans les enseignements. Par contre, 73,33% les enseignant-e-s admettaient une mauvaise opinion. Ils n'ont pas des compétences en numérique, optent pour le renforcement des capacités.

- Au niveau des étudiant-e-s sur l'assurance qualité des FOAD/MOOC dans les enseignements :

Les résultats recueillis ont montré que 22 % des étudiant-e-s interrogés affirmaient une bonne opinion sur l'assurance qualité des FOAD/MOOC dans les enseignements. A contrario, 78% d'étudiant-e-s affirmaient une mauvaise opinion. Ils n'ont pas des compétences en numérique, optent pour le renforcement des capacités.

- <u>Au niveau des agents des scolarités sur l'assurance qualité des FOAD/MOOC dans les enseignements</u> :
Les résultats recueillis ont révélé que 36,33 % les agents des scolarités interrogés affirmaient une bonne opinion sur l'assurance qualité des FOAD/MOOC dans les enseignements. A contrario, 63,66% les agents des scolarités admettaient une mauvaise opinion. Ils n'ont pas des compétences en numérique. Ce faisant, ils optent pour le renforcement des capacités.

Au regard de tout ceci, les éléments qui ressortent de cette analyse, ont montré que 35 % chez les administrateurs, 30 % les agents des scolarités approuvaient la qualité de la connaissance des FOAD/MOOC. Par contre, 75 % d'étudiant-e-s, 70 % d'agents des scolarités, 73,33 % et 65 % n'ont la connaissance des FOAD/MOOC dans l'enseignement.
Pareillement, 36,66 % des enseignant-e-s, 35 % administration/étudiant-e-s admettaient la qualité d'usage des compétences des FOAD/MOOC comme des outils numériques des TICE dans l'enseignement.

A l'opposé, 73,33 % des agents de scolarité, 65% administration/étudiant-e-s et 63,33 % des enseignant-e-s n'ont ont des compétences en FOAD/MOOC à l'enseignement. Le constat est également de même, à 36,66% chez les agents des scolarités et à 32,50% chez les administrateurs admettaient l'assurance qualité des FOAD/MOOC dans l'enseignement contre 78,33% les enseignant-e-s/étudiant-e-s, 67,50% d'administration et 63,33% d'agents des scolarités n'admettaient pas l'assurance qualité des FOAD/MOOC dans l'enseignement. Au vue de cela, certains optent pour le système classique d'enseignement par manque de connaissance et des compétences, et d'autres pour le renforcement des capacités des connaissances et des compétences.

Limites et suggestions

Il ressort de l'analyse que l'enseignement avec l'outil numérique des FOAD/MOOC en présentiel à distance est une méthode pédagogique nouvelle dans le système d'enseignement. Malgré ses nombreux avantages, il en ressort des difficultés liées au courant électrique, problème de connexion, d'équipement et matériel, problème financier. Sur le plan national, les pays d'Afrique vivent leur réalité face au Covid-19 en fonction des défis prioritaires et capitaux pour le développement du système éducatif : les pannes électriques, le temps à consacrer à la formation en conjonction avec le travail personnel, difficultés de connexion et réseaux, financiers, éducationnelles, salle trop pléthoriques, l'accès aux différentes plateformes de formation (Moodle, FOAD, Mooc, Mooc-Fun, Mooc-AFA, Skype, Zoom, Whatsapp, Google Meet, Skype...) et la maîtrise des logiciels spécialisés. L'analyse qualitative et quantitative, montre que la non maîtrise des logiciels et outils numériques spécialisés est l'une des difficultés que rencontrent davantage les administrations, les enseignant-e-s, les scolarités et celles des étudiant-e-s, boursiers que chez les étudiant-e-s non boursiers en formation initiale et continue. Par ailleurs, nous remarquons que les outils numériques des FOAD/MOOC contribuent efficacement dans la mise en place d'un enseignement adapté au Covid-19 ayant des avantages comme la formation en présentielle à distance fournit à plusieurs un moyen efficace et une chance unique de pouvoir compléter leurs besoins dans des domaines spécifiques. Les raisons pour s'inscrire à une formation sont multiples.

Voici celles qui ont été énoncées par les apprenants répondant aux questionnaires (par ordre de préférence) : le renforcement et le développement des compétences, l'amélioration dans des domaines précis, les avantages liés à la distance et la famille, le diplôme, les bourses et les allocations fournies par l'Etat et autres organismes d'aide aux apprenants (AUF, EACEA, MOOC-FUN, UNESCO, UNICEF, UE, Banque Mondiale, ...).

Recommandations

Les écoles et les institutions d'enseignement supérieur publiques et privées en général et en particulier l'ICTU et l'UMNG doivent non seulement la capacité du personnel administratif, des enseignant-e-s et agents des scolarités, mais aussi celle des étudiant-e-s dans le cadre de l'enseignement/apprentissage avec l'usage du numérique (FOAD/MOOC), mais surtout s'imprégner les matériels nécessaires à l'usage des outils TICE des FOAD/MOOC (WhatsApp, Zoom, Google Meet, Skype, Viber, Imo,...) pour un enseignement/apprentissage meilleur et de qualité (ordinateurs, téléphones intelligents, vidéoprojecteurs, rétroprojecteurs, stabilisateurs, imprimante intelligente, copieurs intelligents, scanner, serveur central, internet, électricité en permanence, équipement et entretient du matériel, la formation continuelle en outils TICE de tout le personnel et apprenant...).

Au regard de tout ceci, il importe que l'UMNG doit prendre en compte la mise en œuvre des structures modernes adaptés à l'usage des TICE comme ceux de l'ICTU dans son nouveau système d'enseignement (climatisation, écran et ordinateurs, internet, caméra avec vidéoprojecteur et rétroprojecteur, internet pour tous (IPT), imprimante et copieur, scanner, serveur central, emplacement des baffles et microphones, modification des bancs, modification des tableaux pouvant servir de projection...). En dépit de tout, il reste que l'efficacité, l'évolution, l'efficience, l'excellence et le leadership sont cinq qualités dont chaque institution d'enseignement supérieur veut pouvoir se réclamer ; leur prise en compte est donc recommandée dans la perspective du nouveau système de gestion, c'est une question vitale. C'est pourquoi, il est attaché une importance toute particulière au changement dans le cadre du management de performance et du développement. Cela admet la mise en œuvre des structures d'assurance qualité des enseignements/apprentissages en milieu éducatif.

Conclusion

La présente étude vise à mesurer, à partir des résultats obtenus d'un questionnaire, l'évolution des attitudes motivationnelles du personnel administratif, des enseignant-e-s, des étudiant-e-s et des scolarités face à la situation sanitaire du Covid-19 à une adhésion et intégration du numérique dans tous les systèmes d'enseignements. Les résultats obtenus ont montré qu'à 35% les administrateurs, 30% les agents des scolarités approuvaient la qualité de la connaissance du FOAD/MOOC. Par contre, 75% d'étudiant-e-s, 70% d'agents des scolarités, 73,33% et 65% n'ont la connaissance des FOAD/MOOC dans l'enseignement. Par conséquent, les termes utilisés, comme : mesures alternatives, continuité pédagogique, nouvelle pratique pédagogique, témoignent de l'empressement à intégrer une nouvelle approche pédagogique transposant les modes de l'enseignement en présentiel à distance.

Pareillement, 36,66% des enseignant-e-s, 35% des administration/étudiant-e-s admettaient la qualité d'usage des compétences des FOAD/MOOC comme des outils numériques des TICE dans l'enseignement. A l'opposé, 73,33% des agents des scolarités, 65% administration/étudiant-e-s et 63,33% des enseignant-e-s n'ont ont des compétences en FOAD/MOOC à l'enseignement. Certains ne l'admettent pas et par contre d'autres l'acceptent dans le domaine de la formation/l'enseignement en présentiel à distance en milieu universitaire, avec ses avantages (notamment la flexibilité). Le constat est également le même, à 36,66% chez les agents des scolarités et à 32,50% chez les administrateurs admettaient l'assurance qualité des FOAD/MOOC dans l'enseignement contre 78,33% des enseignant-e-s/étudiant-e-s, 67,50% d'administration et 63,33% d'agents des scolarités n'admettaient pas l'assurance qualité des FOAD/MOOC dans l'enseignement.

En effet, certains ne l'affirment pas et d'autres l'approuvent dans le domaine de la formation et l'enseignement/apprentissage en présentiel à distance en milieu universitaire, avec des modules plus favorables et aux circonstances de cette pandémie avant, pendant et après notamment la méthode dite de flexibilité, à savoir : les rencontres synchrones (RS) et rencontres asynchrones (RAS).

Au demeurant, nous remarquons que l'intérêt de la formation en présentiel à distance sont à mettre en priorité pour les prochaines activités et rentrées académiques et pédagogiques. Les résultats de l'étude nous renvoient à plaider en faveur de l'intégration des outils numérique comme nouvelle pratique dans l'enseignement supérieur et universitaire. En revanche, l'usage de cette nouvelle méthode pédagogique constitue un véritable défi à relever par nos institutions à la vue de la pandémie du Covid-19 qui présente un état instable, et ne cesse d'augmenter des cas, au Cameroun plus de 12800 cas et plus de 1557 cas au Congo Brazzaville, et en particulier en Afrique.

Références bibliographiques

Castells, R. (2002). *Internet : le pouvoir de l'imagination dans les sciences humaines,* 126, 33.

Denis, B. (2003). Quels rôles et quelle formation pour les tuteurs intervenant dans des dispositifs de formation à distance ? Distance et savoirs, 1, pp. 19-46.

Deschênes, A.-J., & Lebel, C. (1994). La conception du support à l'apprentissage dans des activités de formation à distance. In A.-J. Deschênes (Ed.) *Introduction de la formation à distance* (pp. 3-43). Québec : Télé-université.

Deschênes, A.-J., Bilodeau, H., Bourdages, L., Dionne, M., Gagné, P., Lebel, C., et Rada-Donath, A., (1996). *Constructivisme et formation à distance.* Distances, *1*(1), pp. 9-21. [Source Web, consulté le 10.05.09 : http://cqfd.teluq.uquebec.ca/distances/D1_1_c.pdf]

L'Écuyer, R. (1990). *Méthodologie de l'analyse développementale de contenu : méthode GPS et concept de soi.* Presses de l'Université du Québec.

Legendre, R. (1993). Dictionnaire actuel de l'éducation (2ème éd).Guérin-Eska

Fonkoua, P. (2006). La formation des enseignants et le développement durable en Afrique : une situation locale à une préoccupation globale. Formation et profession. Bulletin du CRIFPE, 12 (1), p. 43-49. http://formationprofession.org/files/495/articles/chronique_internationale.pdf.

Fonkoua, P. (2018). L'intégration scolaire des enfants en difficulté en Afrique. *Cahiers africains de recherche en éducation* (13), L'Harmattan.

Furter, P. (1983). Les espaces de formation. Presses polytechniques romandes.

Garrot, E. (2007). Assistance au tuteur : prototype d'un système pour l'adaptation de situations d'apprentissage aux apprenants. *Revue Technique et Science Informatiques, 26*(6), pp. 723-750. Hermès Lavoisier. [Source Web, consulté le 01.10.09 : http://hal.archivesouvertes.fr/docs/00/17/84/20/PDF/Revue_TSI_garrot.pdf]

Harvey, L. & Stensaker, B. (2007). Culture de la qualité : compréhensions, limites et liens. Communication présentée au 29e EAIR FORUM, Innsbruck, Autriche.

Harvey, L. (2008). Les initiatives canadiennes d'assurance de la qualité vues dans le contexte international, Préparé pour le Colloque sur l'assurance de la qualité du CMEC tenu à Québec les 27 et 28 mai 2008, Toronto. Conseil des ministres de l'éducation.

Hulpiau, V., & Waeytens, K. (2003). Améliorer la qualité de l'éducation : qu'est-ce qui fait qu'elle fonctionne réellement ? Une étude de cas. Dans C. Prichard & PR. Trowler (Eds.), *Réaliser une recherche qualitative dans l'enseignement supérieur* (pp. 145-169). Éditions Ashgate.

Lewis, R. (2011). L'avenir de l'assurance qualité au sein du système mondial d'enseignement supérieur. In L'enseignement supérieur à l'horizon 2030, (Vol 2, pp. 380-415). Mondialisation. Organisation de coopération et de développement économique.

Marginson, S. (2008). Vers une hégémonie de l'université globale. *Critique internationale 39*(2), 87-107.

Michaela, M., & Stella, A. (2007). Assurance qualité externe dans l'enseignement supérieur : les options. UNESCO, Institut international de planification de l'éducation, 123 p.

Paquette, D. (2001). Le rôle des tuteurs et des tutrices : une diversité à appréhender. *Distances*, (vol. 5, p. 17-35). http://cqfd.teluq.uquebec.ca/distances/D5_1_b.pdf]

Taziri, AB., & Allouche, B. (2005). Les acteurs de l'enseignement à distance. 3rd international conference: Sciences of electronic, technologies of information and telecommunications, Tunisie. http://www.setit.rnu.tn/last_edition/setit2005/applications/364.pdf]

Organisation des nations unies pour l'éducation, la science et la culture. (2020). *Education : de la fermeture des établissements scolaires à la reprise.* https://fr.unesco.org/covid19/educationresponse

Wallet, J. (2004). Entre pratiques réflexives et approches théoriques en formation à distance, questions croisées. *Distances et savoirs*, 2(1), pp. 9-23.

Influence des TIC sur l'apprentissage dans le contexte de la crise sanitaire au Congo

Edy Don-Juan Ossete Issambo[1,1,2,5], Elizabeth Vukeh Tamajong [2,1,4], Marcelline Djeumenti Tchamabe[3,3,4,], Paulin Mandoumou[4,2,4].

[1]Laboratoire des sciences de l'éducation à l'ICT-University, campus de Messassi, Yaoundé, Cameroun

[2]Institut supérieur d'éducation physique et sportive, Université Marien Ngouabi.

[3]Université Yaoundé 1, Cameroun, Yaoundé.

Fonction : [4] enseignant à temps ; [5]enseignant à temps partiel

L'émail : edyossete@gmail.com; dvd@university.org; marceline.djeumentchamabe@yahoo.fr; mandpaulin@gmail.com.

Résumé :

Les TIC renvoient aux technologies de l'information et de la communication. Elles font partie de la nouvelle manière de communiquer. L'objectif de cette étude est de montrer que la présence des TIC permet d'assurer la continuité pédagogique en contexte, de crise sanitaire. La méthodologie que nous adoptons dans cet article est mixte : qualitative et quantitative. Les résultats issus du questionnaire et de l'entretien montrent que la formation à distance au Congo est confrontée à deux grandes difficultés : les équipements et la méconnaissance des TIC. Nous recommandons à l'Etat d'investir sur les deux axes.

Mots clés : TIC, système éducatif, crise sanitaire

Abstract:

ICT refers to information and communication technologies. It starts from the new way of communicating. The objective of this study is to show that the presence of ICTs makes it possible to ensure pedagogical continuity in the context of a health crisis. The methodology adopted in this article is mixed: qualitative and quantitative. The results from questionnaire and from the interview show that distance training in the Congo faces two major difficulties : equipment and lack of knowledge of ICT. We recommend that Government invest in both axes.

Keywords: ICT, education system; health crisis.

1. Introduction

La mission très largement reconnue du système d'enseignement est de former des ressources humaines compétentes et capables de contribuer efficacement à la lutte contre la pauvreté et au développement intégral du pays sur les plans culturel, économique et social. Ainsi, conçu, l'enseignement s'impose comme un levier du développement socioéconomique du Congo. Il est censé contribuer à améliorer la qualité de vie des citoyens en luttant contre la pauvreté et ses causes (analphabétisme, sous scolarisation, etc.). Il doit permettre, en outre, le développement adéquat des ressources humaines du pays. A l'instar du constat général, le but de l'enseignement au Congo se définit aussi par son triple rapport à savoir : contribuer à la production du savoir (recherche) ; optimiser l'appropriation critique du savoir (enseignement) ; valoriser la maîtrise du savoir (capitalisation et mise en valeur).

En effet, la production du savoir, son contrôle et sa gestion sont devenus le moteur premier des sociétés qui souhaitent participer à la compétition mondiale, assurer la production des biens et promouvoir l'égalité sociale dans le sens du développement durable (Nowotty, Scott et Gibbons, 2003). Cependant, le système éducatif congolais est, pour le moment, loin d'assurer le développement durable du pays. C'est un système en crise. Cette crise se fait plus visible au niveau de l'intégration des TIC dans le programme, un enseignement considéré comme le dernier maillon de la chaîne sur la gouvernance électronique. Le contexte de la crise sanitaire complexifie encore la plus belle cette situation. La majorité des établissements scolaires du monde entier en général et singulièrement du Congo ont vu leurs portes fermées. Ce qui met en difficulté les élèves, les enseignants, les parents d'élèves, les Etats ainsi que l'UNESCO.

2. Problématique de l'étude

Le système éducatif congolais est caractérisé par la craie, le tableau noir et le rôle prépondérant de l'enseignant, détenteur du savoir, face à l'apprenant en position de consommateur plus ou moins passif du savoir. Docq, Lebrum et Smidts (2008, p. 47) ont décrit cette pédagogie traditionnelle et mis l'emphase sur ses limites :

> Dans les pratiques « traditionnelles », l'enseignant transmet une sélection de ressources, qu'il a choisies et filtrées pour soutenir son propos. Les activités principales de l'élève sont l'écoute d'exposés, la prise de note, la lecture et l'étude, ainsi que des exercices, qui relèvent le plus souvent de l'application. Les interactions sont limitées, de l'élève vers l'enseignant, et véhiculent des questions et des réponses. Cette pédagogie classique est inadaptée dans le contexte de la crise sanitaire.

La formation ouverte et à distance (FOAD) avec ses variances FAD et MOOCS, est une solution adoptée à la crise sanitaire que traverse le monde aujourd'hui avec un impact dans tous les secteurs de l'éducation formelle, informelle et non formelle et de la formation. S'agissant des Etats africains en particulier, le moins qu'on puisse dire, c'est qu'ils n'étaient pas préparés à cette pandémie et doivent faire face maintenant à une crise multidimensionnelle : sanitaire, éducationnelle, économique et sociétale. Les répercussions sur les systèmes éducatifs et universitaires sont sans précédent, et risquent de fragiliser les efforts consentis pour l'atteinte de l'ODD4 (UNESCO, 2020). A cet effet, plusieurs pays ont pris le virage forcé des cours en ligne et des apprentissages à distance dans l'urgence.

Malgré, cette initiative salvatrice, on déplore au Congo des énormes difficultés d'ordre économique, infrastructurel et technique. Par ailleurs, on relève que les ministères en charge de l'Education ont pris des dispositions pour assurer la continuité des cours par le biais d'une plateforme numérique, au niveau du Ministère de l'Enseignement Technique et Professionnelle (METP) et à la télévision nationale, au niveau du Ministère de l'Enseignement Primaire et Secondaire chargé de l'Alphabétisation (MEPSA). Force est de constater que cette télévision nationale ne couvre pas toute l'étendue du territoire national. En effet, une Radio et une Télévision sont dites scolaires quand elles diffusent un enseignement relié à des contraintes scolaires comme les programmes avec les cours télévisés ou radiodiffusés.

Pour CANAC la Télévision scolaire possède trois caractères : documentaires, analytique et incantatoires. Elle permet de produire : films courts, diapositives, bandes magnétiques, image fixe, documents filmés. Dans tous les cas, la radio ou l'audiovisuel sont des outils pour faire les « classes autrement » avec des conséquences sur les savoirs et sur les acteurs de l'enseignement/apprentissage de l'utilisation de ces technologies, d'autant plus que des études ont montré que la population scolaire passe beaucoup de temps devant les écrans de télévision de son plein gré (CONFEMEN, 2014), bien plus, la possession de la radio et de la télévision dans les familles serait un facteur favorable à l'apprentissage. Bien que la radio et la télévision diffusent des enseignements et qu'elles soient ainsi répandues, le système éducatif congolais avant la COVID-19 n'a pas beaucoup pris en compte ces médias (Djeumeni, 2010).

Avec internet et les plateformes de formation à distance, les Moocs et les réseaux sociaux se sont multipliées comme solution, contribution à l'éducation dans l'atteinte des objectifs de l'élargissement de l'accès de l'éducation au plus grand nombre et de l'universalisation de la qualité de l'enseignement primaire, secondaire et universitaire même durant les confinements. Cependant, l'accès à internet au Congo reste inégal. Compte tenu de cette difficulté d'accès à l'internet, les efforts, pour la scolarisation demeurent un maillon le plus faible, pour assurer la continuité pédagogique.

En effet, les performances d'un média ne veulent rien dire si l'on ne les rapporte pas à un contexte médiatisé (Baron & Bruillard, 2001). En réponse à cette crise sanitaire inédite, des solutions sont trouvées en vue d'atténuer les effets pervers sur l'éducation, en mobilisant le numérique éducatif, les FAD, les formations en ligne, l'Education à distance et l'Inclusion digitale.

2.1. Contexte de l'étude

En raison de la situation mondiale liée à la COVID-19, et selon les données publiées par UNESCO, ce sont près de deux milliards d'apprenants dans le monde, du préscolaire à l'université, qui aujourd'hui, ne sont pas en mesure de fréquenter leur établissement d'enseignement. Concrètement, ce que révèle ce chiffre inquiétant, c'est que plus de 90% des apprenants sont touchés par cette pandémie. A ce jour, il y a plus de 160 pays qui ont ordonné la fermeture de l'ensemble de leurs établissements d'enseignement, des écoles primaires aux universités. Et même si certains pays commencent la réouverture partielle des écoles primaires et secondaire, plus précisément les classes des examens CM2, troisième et terminale, le Congo n'est pas resté en marge de cette réalité. Plusieurs pays ont opté pour la formation à distance.

La principale caractéristique de la formation à distance est que les cours ne sont pas donnés dans une salle de classe avec un professeur. Ce dernier transmet plutôt ses savoirs au moyen de cours en ligne, ou à l'aide de matériel pédagogique acheminé à l'apprenant. Une autre caractéristique de la formation à distance est l'approche intégrée des médias (contenu des cours, activités d'apprentissage, travaux, consignes, etc.) sélectionnés en fonction de contexte d'enseignement et d'apprentissage particuliers. Ainsi beaucoup de FAOD, intéressantes dans leur principe, ne pourront être conduites à leur terme, la contrainte de scolarisation l'emportant souvent sur d'autres considérations. Djeumeni (2010, p. 94) conclut à cet effet : « les systèmes d'enseignement à distance qui contribuent à la construction des savoirs actuels ne sont pas le fruit d'une analyse sérieuse, mais ont été importées pour les besoins de l'entreprise d'achèvement scolaire ».

Sachant que le temps est compté et afin que des systèmes éducatifs puissent partager leurs solutions technologiques et autres appuis, en vue d'assurer la continuité des cours pendant et après la COVID -19 ; des stratégies pour assurer la continuité des cours dans l'enseignement primaire, secondaire, supérieur et les institutions de l'enseignement et de la formation technique et professionnelle doivent se mutualiser rapidement là où les contextes se ressemblent pour gagner en efficacité et efficience.

2.2. Intérêt de l'étude

En fonction du double défi de l'intégration pédagogique des TIC d'une part, et de la crise sanitaire, d'autre part, le but poursuivi par cet article est de mieux comprendre dans quelle mesure la formation en ligne peut assurer la continuité pédagogique au Congo. Nous cherchons donc des pistes de solution actuelle à un problème actuel, c'est-à-dire, explorer, dans le contexte de la crise sanitaire, la prise en compte des acteurs dans la formation à distance et leurs perceptions autour des FOAD est nécessaire. En effet, les bonnes pratiques liées au bon usage ou au non usage des FOAD exigent des équipements adéquats pour soutenir cette nouvelle pédagogie. Cependant, on déplore que, le secteur de l'éducation congolais est caractérisé par l'insuffisance ou l'absent des matériels et les infrastructures.

2.3. Justification de l'étude

Face à la crise sanitaire inédite que traversent les pays du monde, tous les acteurs incontournables à la continuité de la vie, des soins et des relations, continuent de se mobiliser par exception au principe de confinement. De la même manière que les personnels de santé ou du maintien des produits de première nécessité, les étudiants, les formateurs et tous les professionnels du social et du médico-social, se mobilisent pour soutenir et accompagner les personnes les plus vulnérables. Des milliers de structures d'accueil ont vu le jour pour répondre aux premiers besoins, des personnes dont ils ont la charge et fragilisées un peu plus par la conjoncture (UNAFORIS, 2020). Plusieurs pays ont opté pour la formation à distance.

En contexte du COVID-19, l'effet de surprise a entrainé des précipitations et des multiples FOAD. Certaines modalités sont strictement standardistes et machinistes si bien que de nombreuses ressources sont produites et, malheureusement, répondent rarement aux souhaits des pédagogues (Childers & Delany) et des apprenants. Les dispositifs pour délivrer ces FOAD sont les plus variés et divers et s'appuient aussi bien sur les technologies traditionnelles comme l'imprimerie et la poste, la radio, la télévision qu'Internet. Certains pays pour faire la FOAD ont pensé à la Radio en tant que mode de communication populaire pouvant favoriser une éducation de masse en quantité et en qualité.

En effet, depuis des années, le débat autour des médias scolaires et particulièrement de la Radio et de la Télévision éducative reste toujours d'actualité et se pose en des termes aussi divers que variés en prenant en compte la dimension temporelle, spatiale ou comparative. Mais, au Congo la FOAD est confrontée à deux grandes difficultés : matérielle et celle des infrastructures. De ce point de vue la question principale de la recherche se pose :

- Comment le système éducatif congolais envisage-t-il de faire face à cette nouvelle crise ?

La question principale de la recherche, se décline–en des questions spécifiques suivantes :

- Quelles stratégies d'éducation en ligne peuvent être mises en œuvre par les acteurs de l'enseignement pour sauver l'année scolaire 2020 ?
- Quels types de programmes innovants peuvent être recommandés pour éviter les perturbations prolongées ?
- Quelles mesures adopter pour répondre aux immenses besoins des élèves en matière d'équipements informatiques de base et d'outils logiciels indispensables à l'opérationnalisation des cours en ligne au Congo, sans aggraver les problèmes d'inégalité sur le pays ?

2.4. Hypothèse de recherche

- La présence des TIC permet d'assurer la continuité pédagogique en contexte de crise.

2.4.1. Hypothèses secondaires de l'étude

- La politique de l'intégration des TIC permet d'assurer la continuité pédagogique en contexte de la crise sanitaire.
- La formation en ligne permet de rivaliser la formation classique en contexte de la crise sanitaire.
- Les équipements informatiques de base et d'outils logiciels permettent d'assurer les cours en ligne en contexte de crise.

2.5. Objectif de l'étude

L'objectif général de notre étude est d'explorer si, dans le contexte spécifique de la crise sanitaire, il existe un lien positif entre la FOAD et la continuité pédagogique.

2.5.1. Objectifs secondaires de l'étude

De notre objectif général de recherche découlent quatre objectifs spécifiques, à savoir :

- Mieux comprendre les liens entre les stratégies d'éducation en ligne et la continuité de l'enseignement pendant la période de confinement.
- Identifier les programmes de l'apprentissage approprié pour se protéger contre les perturbations scolaires occasionnées par la COVID-19.
- Vérifier, si les équipements sont adéquats pour faciliter la FOAD pendant la période de la crise sanitaire.

2.6. Cadre théorique de l'étude

L'intégration des ordinateurs et des technologies dans les écoles est un processus coûteux et parfois complexe, qui requiert toute une série d'équipements, un personnel compétent pour l'installation et le fonctionnement, un support technique et une formation des autres utilisateurs au bon usage de ces matériels. Mais les avantages évidents qu'elle apporte aux écoles et aux lèves sont assez significatifs pour que l'introduction des technologies dans les classes soit désormais l'une des priorités des planificateurs de l'éducation, aussi bien dans les pays développés que dans les pays en développement, même si les défis et les obstacles à surmonter dans ces deux contextes sont souvent très différents.

Au regard de l'importance présumée des TIC en apprentissage, il convient de mieux clarifier le concept des TIC.

2.6.1. Le concept des TIC

L'expression TIC renvoie aux technologies de l'information et de la communication. Au-delà de cette explication laconique, il faut y voir « l'avènement d'une nouvelle manière de communiquer. On y compte la télévision numérique, le téléphone par fibre optique, les satellites, etc. la plus spectaculaire illustration de cette révolution est sans nul doute Internet » (Mbangwana & Ondoua, 2006, p. 82). En d'autres termes, TIC désignent « un ensemble de technologies parmi lesquelles figure habituellement l'ordinateur et qui, lorsqu'elles sont connectées ou interconnectées, se caractérisent par leur pouvoir de mémoriser, de traiter, de rendre accessible (sur un écran ou un autre support) et de transmettre, en principe en quelque lieu que ce soit, une quantité quasi illimitée et très diversifiée de données. En outre, les TIC se présentent de plus en plus fréquemment sous diverses formes : texte, schéma, graphique, image en mouvement, son, etc. » (Grégoire, Bracewell & Laferrière, 1996, p. 2).

Pour le ministère de l'éducation du Québec (2000), les TIC sont « (...), des moyens de consultation de sources documentaires, mais aussi des moyens de production » (p. 5). Ces dernières définitions sont plutôt tournées sur l'utilité des TIC pour l'éducation. Dans le même sillage, pour l'UNESCO (1990), les technologies de l'information et de la communication en éducation consistent à connecter les écoles, les universités et centres de recherches et les bibliothèques en vue de promouvoir la collaboration entre les étudiants, les enseignants et les sources de recherche, fournir virtuellement un accès illimité à l'information pour la résolution de problème et réduire les coûts de gestion en reliant les établissements d'enseignement et leurs administrations. Les TIC fournissent également les opportunités pour bâtir des structures locales de connaissances, qui en retour peuvent être partagées avec un public plus large dans le contexte de notre société globale.

Raby (2004, p. 18) conclut que « les technologies de l'information et de la communication se définissent en fonction de trois aspects distincts, soit :

- Les équipements : instruments porteurs de messages, ordinateurs, réseaux, Internet.
- Leur utilité : outils au service de l'apprentissage et de l'enseignement ; moyens/outils de présentation, d'organisation, de transmission, de consultation, de production, de communication ;
- Leur domaine d'application : l'éducation ».

A l'instar de la recherche de Raby (2004 ; 2005), dans le présent article, le concept de « Technologies de l'Information et de la Communication » (TIC) fera référence aux équipements technologiques de type numérique pouvant servir d'outils pédagogiques.

2.6.2. Covid-19

Les coronavirus forment une vaste famille de virus qui peuvent être pathogènes chez l'animal ou chez l'homme. On sait que, chez l'être humain, plusieurs coronavirus peuvent entraîner des infections respiratoires dont les manifestations vont du simple rhume à des maladies plus graves comme le syndrome respiratoire du Moyen-Orient (MERS) et le syndrome respiratoire aigu sévère (SRAS). Le dernier coronavirus qui a été découvert est responsable de la maladie à coronavirus 2019 (COVID-19). En effet, la COVID -19 est la maladie infectieuse causée par le dernier coronavirus qui a été découvert. Ce nouveau virus et cette maladie étaient inconnus avant l'apparition de la flambée (chine) en décembre 2019. La COVID-19 est maintenant pandémique et touche de nombreux pays dans le monde.

La plupart des patients (environ 80%) guérissent sans qu'il soit nécessaire de les hospitaliser. Environ une personne sur cinq contractants la maladie présente des symptômes graves, notamment des difficultés à respirer. Les personnes plus âges et celles qui ont d'autres problèmes de santé (hypertension artérielle, problèmes cardiaques ou pulmonaires, diabète ou cancer) ont plus de risque de présenter des symptômes graves. Toutefois, n'importe qui peut contracter la COVID-19 et tomber gravement malade. Les personnes de tout âge qui présentent de la fièvre et/ou une toux associée à des difficultés à respire/ un essoufflement, une douleur, une pression au niveau de la poitrine, ou bien une perte de la parole ou des difficultés à se déplacer doivent consulter un médecin immédiatement.

Face à la crise sanitaire la formation à distance paraît comme la pierre angulaire pour sauver l'année scolaire 2020, elle se caractérise en outre par l'assistance d'une personne tutrice qui vous accompagne tout au long de votre cours ainsi que par des communications bidirectionnelles entre vous et cette dernière et, à l'occasion, entre vous et d'autres élèves. Une telle formation vous demande une participation active, d'où les moyens de communication utilisés. Essentielles à tout processus éducatif, ces communications s'établissent principalement par l'intermédiaire du courrier électronique, du téléphone, d'un forum de discussion. Cependant, on déplore que la majorité des pays africains ne sont pas à mesure de mettre ces outils à la disposition des apprenants.

3. Méthodologie

La méthodologie que nous adoptons dans cet article est mixte : qualitative et quantitative. Ce choix se justifie par notre thème d'étude. Celui –ci porte sur l'Influence des TIC sur l'apprentissage dans le contexte de la crise sanitaire au Congo. La combinaison de ces approches nous permet de confronter plusieurs sources quantitatives et qualitatives afin d'en faire une analyse pertinente pouvant conduire à des interprétations fiables.

3.1. Type de recherche

La présente étude est de type exploratoire. Elle a été effectuée du 1er février au 10 mars 2019 à Brazzaville. Précisément au lycée A.A NETO, au lycée de la révolution. Le choix de ces établissements s'explique par fait qu'ils regorgent la majorité des apprenants soit un taux 64% de l'ensemble des apprenants des établissements publics.

3.2. Site de l'étude

La réalisation de l'enquête a été abordée dans l'idée de s'approcher le plus des conditions idéales prévues par la méthodologie décrite auparavant et préconisée en vue de garantir un échantillon qui serait le plus représentatif tant en qualité qu'en taille. L'enquête s'est concentrée sur les lycées suivants : A.A. NETO et Révolution.

3.3. Population de l'étude

La population était de 78 sujets répartis de la manière suivante : 12 enseignants, 58 élèves, et 8 parents d'élèves. La sélection des sujets a été faite de manière à permettre une prise en compte des apprenantes et apprenants des différents niveaux retenus de la seconde à la terminale. Nous avons tenté au mieux de faire ressortir un nombre représentatif de filles dans chaque unité d'analyse.

L'échantillonnage est exclusivement composé des apprenants, des enseignants, des parents d'élèves et du personnel du ministère de l'enseignement. Il y a donc deux groupes cibles : d'un côté, les élèves, distingués entre les différentes années de formation par les usages des TIC et de l'autre, les enseignants et les parents d'élèves.

3.4. Description des outils de collecte de données

Nous mettons en relief les instruments de mesure et de collecte de données que nous avons utilisées dans la mise en œuvre de la recherche : les questionnaires et les entrevues.

3.4.1. Le questionnaire

Quatre questionnaires ont été conçus : un premier questionnaire destiné à un échantillon des enseignants, un deuxième questionnaire adressé aux apprenants, un troisième questionnaire pointé sur les parents d'élèves et un quatrième concernant les agents du ministère de l'enseignement. Les questionnaires ont été développés en français et testés sur des enseignants, des apprenants, des parents d'élèves et les représentants du ministère de l'enseignement avant le début de l'enquête. L'élaboration du questionnaire prend appui sur les travaux Attenoukon (2011). En effet, le questionnaire devra correspondre aux besoins de l'enquête. Chacune des questions est présentée sous forme des questions ouvertes ou fermée. Le questionnaire était axé sur la FOAD et Internet dans l'apprentissage des cours ; les fréquences de l'utilisation de l'ordinateur.

3.4.2. Entrevues

L'aspect qualitatif de la recherche est essentiellement fondé sur 12 entrevues individuelles semi-dirigées, soit 3 pour les apprenants, 4 pour enseignants, 3 pour les parents d'élèves et 2 pour les représentants du ministère sélectionnés suivant le procédé de la saturation des données. Merriam (1988), explique : « ces entrevues (semi-dirigés) sont guidées par une liste de questions et de sujets à explorer, mais ni la formation exacte, ni l'ordre des questions ne sont déterminés à l'avance. Ce format d'entrevue permet au chercheur de s'adapter à la situation, de laisser émerger la vision du répondant et les idées nouvelles » (p. 74). Dans le cas de notre étude les entrevues ont permis de mieux approfondir également la perception des apprenants ainsi que de leurs enseignants en rapport avec l'effet de la formation en ligne. Les entrevues varient entre 10 et 15 minutes. Le protocole d'entrevue pour les apprenants comporte entre autres questions : est-ce l'utilisation de l'Internet et de la télévision vous permet d'apprendre dans la période de confinement ? Expliquer ? Comment l'usage des médias ne facilite-t-il pas vos apprentissages ? Quant au protocole d'entrevue pour les enseignants, on y lit par exemple : trouvez –vous que l'apprenant réussit mieux ses études en utilisant l'ordinateur et Internet ? Pensez-vous que les TIC peuvent contribuer à l'interconnexion des écoles pendant la période de crise sanitaire.

3.4.3. Déroulement de la collecte des données

La collecte des données a notamment consisté dans un premier temps à la distribution des lettres de consentement et des questionnaires. En ce qui concerne les apprenants, 80 questionnaires ont été au total distribué par quotas des élèves par année, soit de la classe de la seconde à la classe de terminale. Cette activité s'est déroulée sur deux semaines, sur 80 questionnaires distribués, directement aux participants sur les deux établissements retenus, 65 ont été retournés. Après les premiers dépouillements, il ressort que 58 sur les 65 ont été correctement remplis contre 7 non remplis ou mal remplis. Dans le même temps, les 12 entrevues ont été réalisées.

3.4.4. Méthodes d'analyse de données :
Des analyses statistiques quantitatives ont été effectuées à l'aide des logiciels Stata version 11 et Excel 2007. Les questionnaires ouverts, visant à obtenir des précisions supplémentaires quant aux pratiques pédagogiques faisant appel aux TIC plus et les moins susceptibles de favoriser l'apprentissage des apprenants pendant la période de la crise sanitaire, ont fait l'objet d'une analyse qualitative.

4. Résultats

Les résultats sont en fonction des objectifs de recherche. Pour la présentation comme l'analyse de ces résultats issus de l'exploitation de notre questionnaire et des entrevues destinées, aux enseignants, aux apprenants et aux parents d'élèves. Les résultats des analyses quantitatives et qualitatives sont présentés ensemble de façon à en favoriser une interprétation globale.

Question n°1 : Est-ce que les TIC peuvent assurer la continuité pédagogique en contexte de crise ?

Graphique 1

La Continuité Pédagogique

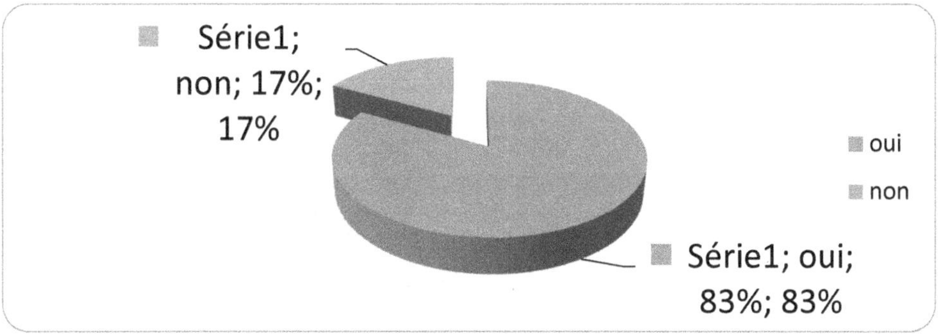

Lorsqu'on regarde attentivement les résultats contenus dans la figure 1, il se dégage que sur un total de 12 enseignants, 4 sont du genre féminin et 8 sont du genre masculin. En effet, 10 sur 12 enseignants ont avoué que les TIC permettent d'assurer la continuité pédagogique en recourant à des outils numériques en vue d'organiser des situations d'enseignement et d'apprentissage à distance. Cela consistait à adapter les pratiques à un nouveau contexte complexe, rempli d'incertitudes. La continuité pédagogique s'exprime avec un suffrage de 83%.

Par contre, 2 sur 12 enseignants ont déclaré que les TIC ne peuvent pas assurer la continuité pédagogique soit 17%. Selon ces enseignants l'utilisation des TIC est confrontée à deux grandes difficultés. D'abord, le premier obstacle se définit par un manque d'équipement informatique dans les établissements. La conjoncture socio-économique que traverse le Congo à l'heure actuelle, beaucoup de familles d'élèves ne peuvent pas disposer de ressources et d'équipements numériques. Le second obstacle se réfère à celui de la méconnaissance des TIC ou à un manque de formation du personnel éducatif.

Par ailleurs, l'analyse de ces résultats révèle que les enseignants sont conscients des enjeux de la continuité pédagogique dans ce contexte exceptionnel mais les nombreuses contraintes les empêchent de l'assurer et ceci malgré la volonté manifeste qu'ils affichent. Ils tentent aussi d'adapter, de développer et/ou de varier les démarches et les outils mais se sentent pris au piège par la réalité du terrain.

Question n°2 : Existe-t-il un programme didactique des TIC dans votre établissement ?

Graphique 2

Programme Didactique

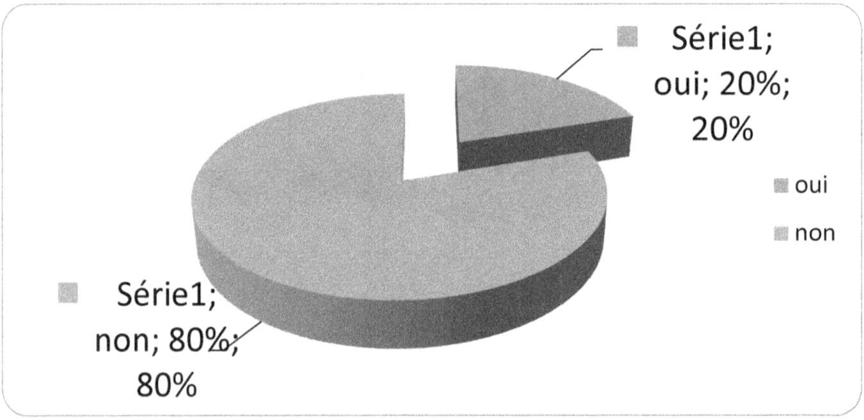

La figure 2 ci-dessus montre que sur un total de 58 élèves interrogés, 38 sont du genre féminin et 20 sont du genre masculin. En effet, 48 sur 58 élèves ont avoué qu'il n'existe pas un programme didactique des TIC au sein de leurs établissements respectifs. Cette non existence de programme de didactique des TIC s'explique avec un pourcentage de 80%. Par contre, 10 sur 58 élèves ont déclaré qu'il existe un programme didactique d'intégration des TIC au sein de leurs établissements respectifs. Dans le contexte de la crise sanitaire plusieurs pays ont pris le virage de la formation à distance pour sauver l'année scolaire 2020. Cette dernière permet aux enseignants de communiquer directement avec leurs élèves et d'organiser des cours d'enseignement à distance (plateformes, télévision). Force est de constater qu'au Congo la formation à distance semble être mitigée.

Question n°3 : Aimez-vous bénéficier d'une formation dans le domaine des TICE ?

Nous remarquons que la majorité des élèves, 48 élèves, veulent améliorer leur niveau dans le domaine des TICE par une formation supplémentaire et 10 élèves qui ont répondu par non ont l'idée qu'ils sont bien formés dans ce domaine.

Nous remarquons que la majorité des élèves, 48 élèves, veulent améliorer leur niveau dans le domaine des TICE par une formation supplémentaire et 10 élèves qui ont répondu par non ont l'idée qu'ils sont bien formés dans ce domaine.

Graphique 3

La Formation Des Apprenants

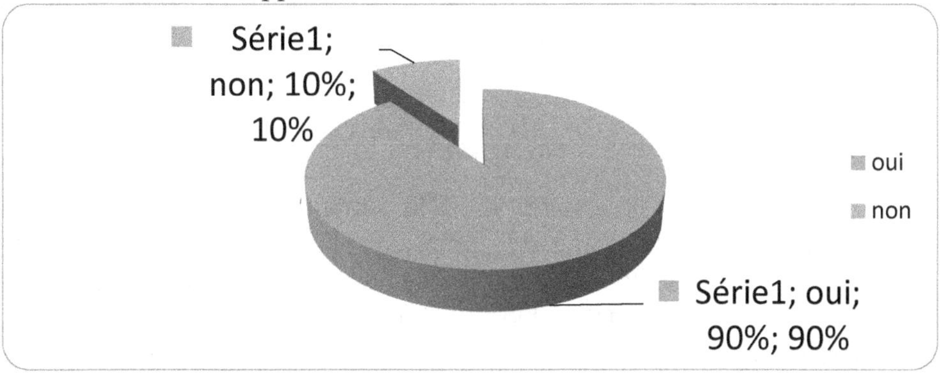

Ces résultats montrent la conception erronée de ce que signifient les TIC pour les élèves. Les élèves qui ont déclaré qu'ils n'ont pas besoin de cette formation, sont ceux qui n'ont pas une idée claire sur l'utilité de ce domaine dans leur spécialité ou bien ils se croient compétents dans le domaine parce qu'ils maitrisent quelques outils informatiques.

4.1. Interprétation des résultats

A la suite de l'analyse du questionnaire et de l'entretien, nous allons faire une synthèse sur la situation de la continuité pédagogique assurée par les TIC dans le contexte de la crise sanitaire.

4.1.2. Infrastructures minimales requises à l'école

L'utilisation des TIC dans la plupart des établissements se pose d'abord en termes d'installation de matériels et d'équipements. Le système éducatif congolais, les principales difficultés rencontrées à ce nouveau sont souvent liées au manque de logiciels, d'ordinateurs, d'électricité, etc. même si l'environnement matériel varie d'une école à l'autre, il doit être approprié pour permettre aux utilisateurs de travailler de façon adéquate. En effet, dans le contexte de la crise sanitaire, l'accessibilité aux logiciels et l'accès à un matériel de qualité, la connexion à Internet sont des piliers de la formation à distance. Il s'avère toutefois que ces différents facteurs sont indispensables, mais comportent des limites sans la présence d'un soutien technique adéquat.

La disponibilité des personnes ressources qualifiées comme l'informaticien, le formateur, le tuteur ou le moniteur pour assurer l'accompagnement dans les écoles en matière des TIC est d'une importance capitale. Au niveau de l'école, ces professionnels apportent un soutien technique indispensable aux élèves et aux enseignants.

4.1.3. La formation des enseignants

La formation des formateurs dans le domaine des TIC apparaît par conséquent comme l'une des premières actions qui devraient être menées afin d'entrevoir les autres étapes avec beaucoup plus d'assurance (Fonkoua, 2006). En effet, des formateurs sur les apprentissages de méthodes d'enseignement fondées sur la collaboration et les pédagogies actives (Becta, 2004) ont montré l'efficacité des TICE. Or aujourd'hui en Afrique, la fracture numérique constitue un réel obstacle pour la formation des enseignants. On note cependant que la plupart des écoles de formation des enseignants offrent des formations initiales sur les TIC (Bi Mian, 2013) à des fins de maîtrise de l'outil informatique mais beaucoup moins pour l'apprentissage de didacticiels. On parlera ainsi moins d'intégration pédagogique des TIC ou de l'informatique tout simplement (Karsenti, 2007).

3.1.4. L'absence du programme en TIC

La place grandissante des technologies de l'information et de la communication (TIC) dans le système éducatif actuel nous oblige à réviser les programmes de formation de presque toutes les professions afin de prendre en compte les nouvelles stratégies de travail ainsi que les nouveaux rôles que nous serons appelés à tenir dans la société du savoir émergente. Former les maîtres et les formateurs à l'intégration pédagogique des TIC constitue une de nos préoccupations majeures puisque la façon dont seront formés les citoyens de demain en dépend. La recherche dans le domaine suggère des pistes d'utilisation des TIC, intégrant, dans une pédagogie par projet, des modèles d'intervention de nature socioconstructiviste, des activités d'apprentissage collaboratives et des activités d'objectivation/métacognition individuelles autant que collectives.

Cependant, l'adoption de ces pratiques pédagogiques est complexe. Elle requiert une transformation, certes, des stratégies d'enseignement, mais aussi des valeurs pédagogiques et de la vision qu'a l'enseignant de son rôle.

4.2. Recommandations

Avant de s'engager dans le processus d'intégration des TIC, il est important de bien connaître les conditions nécessaires, c'est ainsi que nous suggérons les recommandations suivantes :

- Les infrastructures technologiques (électricité, salles informatiques, Internet) ;
- La possibilité d'avoir recours à des personnes ressources en TIC pour le support technique professionnel ;
- La disponibilité des moyens financiers adéquats et d'un soutien permanent et actif de l'administration de l'école, des parents d'élèves et des partenaires locaux ou étrangers ;

- La nécessité de former les enseignants dans le domaine des TICE, cette formation est devenue indispensable afin de garantir la continuité de la formation en présentiel pendant les crises ;
- La diversification des programmes et plateformes d'enseignement à distance, vu le manque des plateformes et programmes qui peuvent englober toutes les fonctions nécessaires pour remplacer l'enseignement en présentiel par le mise en œuvre d'un dispositif d'enseignement à distance plus efficace ;
- La nécessité de tirer parti des expériences des autres pays en matière de la formation à distance ;
- La nécessité d'équiper les établissements scolaires en outils de formation à distance.

Conclusion

En guise de conclusion, nous pouvons dire que la formation à distance est devenue une manière souple de formation qui doit être pris en compte dans notre contexte congolais, parce qu'il peut remplacer l'enseignement dit traditionnel, en présentiel, pendant les moments de crise, et de garantir la continuité des formations offertes par l'école, en même temps la formation à distance peut être une solution qui remplace de temps en temps l'enseignement en présentiel, pendant les temps ordinaires, comme méthode hybride qui fait sortir les élèves de la routine de l'enseignement traditionnel, mais qu'il ne peut le remplacer en aucun cas.

Ce type d'enseignement n'est applicable qu'après une formation des élèves, cette formation doit être compatible avec le développement rapide des outils de communication, car la formation offerte par l'école, comme nous l'avons vu, ne répond pas réellement aux besoins des élèves et par conséquent, les élèves ne sont pas bien préparés pour poursuivre un enseignement à distance avec une formation théorique d'un volume horaire réduit.

L'enseignement basé sur les outils numériques doit être construit sur des bases solides, qui commencent par la disponibilité de différents moyens humains et matériels, ces moyens seuls ne sont pas suffisants en l'absence d'une formation des enseignants et des élèves dans ce domaine. Cette formation est indispensable pour garantir le bon déroulement de l'enseignement virtuel qui a révélé des résultats faibles notamment pendant la crise de Covid-19.

Enfin, l'enseignement virtuel représente un défi que nous devons surmonter dans le monde de mondialisation et du développement rapide des technologies de l'information et de la communication, considérées comme la clé de voûte de toute disposition d'enseignement à distance.

Références bibliographiques

Attenoukon, S. A. (2011). *Technologie de l'information et de la communication (TIC) et rendement académique en contexte universitaire béninois : cas des apprenants en droit de l'université d'Abomey-Calavi* [thèse de doctorat, Université de Montréal]. Université de Montréal

Becta, (2004*). What the research says about portable ICT devices in teaching and learning? Becta ICT Research.*

Depover, C. & Strebelle, A. (1996). Fondements d'un modèle d'intégration des activités liées aux nouvelles technologies de l'information dans les pratiques éducatives. In G.-L. baron et E. Bruillard (dir), informatique et éducation : regards cognitifs, pédagogiques et sociaux (pp. 9-20). Paris : institut national de recherches pédagogiques.

Docq, F., Lebrum, M & Smidts, D. (2008). A la recherche des effets d'une plate-forme d'enseignement/apprentissage en ligne sur les pratiques pédagogiques d'une université : premières approches. Revue internationale des technologies en pédagogie universitaire, 5(2), 45-57.

Fonkoua, P. (2006). Approche conceptuelle de la ticelogie ou science d'intégration des TIC dans la formation des formateurs. Dans P. Fonkoua (Dir.), *Intégration des TIC dans le processus enseignement-apprentissage au Cameroun.* Editions terroirs, collection Rocare-Cameroun. pp. 223-234.

Gouvernement du Québec (2000). Le virage du succès. Programme de formation de l'école québécoise. Québec : gouvernement du Québec.

Grégoire, R., Bracewell, R. et Laferrière, T. (1996). L'apport des nouvelles technologies de l'information et de la communication (TIC) à l'apprentissage des élèves du primaire et du secondaire, revue documentaire, une collaboration entre l'université Laval et McGill, 1er août 1996. Consulté le 2 juillet 2020 en ligne *http://www.tact.fse.ulaval.ca/fr/html/apport/apport96.html*

Karsenti, T. (Dir.). (2009). Intégration pédagogique des TIC : stratégies d'action et piste de réflexion. CRDI.

Karsenti, T. (2007). Qualité de l'éducation en Afrique : rôle potentiel des TIC. *International review of education*, (53), pp. 665-686.

Mbangwana, M., & Ondoua, E. (2006). L'intégration pédagogique des TIC à l'école primaire au Cameroun. dans Fonkoua, P. (dir) (2006). Intégration des TIC dans le processus enseignement-apprentissage au Cameroun, Collection Rocare-Cameroun, édition terroirs, Yaoundé, 2006-77-118.

Merriam, S. (1988). Case study in education: A qualitative approach. San Francisco CA): jossey-Bass

Mian bi., (2013), *fracture numérique dans la formation des enseignants en Afrique de l'Ouest.* Ecole Normale Supérieure d'Abidjan.

Poelhuber, B. et Boulanger, R. (2001). Un modèle constructiviste d'intégration des TIC, trois – Rivières, collège Laflèche, 2001. Consulté le 6 novembre 2006 en ligne www.cdc.qc.ca/textes/modèle_constructiviste_intégration_TIC .pdf.

Raby., (2004). Analyse du cheminement qui a mené des enseignants du primaire à développer une utilisation exemplaire des technologies de l'information et de la communication (TIC) en classe. [Thèse présentée comme exigence partielle au doctorat en éducation, université du Québec]. Université du Québec à Montréal.

Raby, C. (2005). Le processus d'intégration des technologies de l'information et de la communication. In T. Karsenti et F. Larose (dir). L'intégration pédagogique des TIC dans le travail enseignant : recherches et pratiques (pp. 79-95). Sainte- Foy, Québec : Presses de l'Université du Quèbec.

Sandholtz, J.H., Ringstaff, C. et Dwyer, DC. (1997). La classe branchée. *Enseigner à l'ère des technologies.* Chenelière /McGraw-Hill.

UNAFORIS. (2020). Union Nationale des Acteurs de Formation et de Recherche en Intervention Sociale

Organisation des nations unies pour l'éducation, la science et la culture. (2020). Coalition mondiale pour l'éducation.

Continuité éducative en contexte de Covid-19 au Cameroun : l'alphabétisation des adultes ne peut attendre !

NDJONMBOG Joseph Roger
Faculté des sciences de l'éducation
Université de Yaoundé 1
rosro28@yahoo.fr

RÉSUMÉ

Le droit à l'éducation pour les adultes fait partie des droits fondamentaux de la personne, conformément à la vision de l'éducation des Nations unies (Unesco 2010). Cet article interroge la politique d'éducation non formelle des adultes et sa capacité à répondre aux besoins éducatifs des adultes, même en situation d'urgence ou de crise, comme c'est le cas avec la Covid-19. L'objectif global visé par cette réflexion qui prend appui sur l'exploitation documentaire est d'élargir l'accès des adultes aux savoirs et contenus éducatifs, à travers la mise en place d'un dispositif stratégique et opérationnel d'alphabétisation des jeunes et des adultes ouverte et à distance (EAOD) pour tous.

Mots clés : système éducatif, continuité éducative, alphabétisme des adultes, alphabétisation à distance, résilience.

ABSTRACT

The right to education to adults is a fundamental human right, in accordance with the United Nations vision for education (UNESCO, 2010). This article questions non-formal adult education policy and its ability to meet the educational needs of adults, even in emergency or crisis situations. The overall objective of this reflection, which is based on documentary exploitation, is to widen the access of adults to knowledge and educational contents, through the establishment of a strategic and operational open and distant adult learning and education system (EAOD) for all.

Keywords: Education system, educational continuity, adult literacy, distant literacy, resilience.

Introduction

Le droit d'accès à l'éducation fait partie des droits fondamentaux de la personne humaine, quelles que soient les circonstances. L'éducation non formelle des adultes n'échappe pas à cette logique qui est de permettre à tous les individus d'apprendre tout au long de leur vie. Mais, des facteurs exogènes peuvent enfreindre la jouissance de ce droit. Il revient donc au système éducatif, dans une perspective de résilience, de garantir la continuité et la qualité de l'éducation en tout lieu et en toute circonstance. La survenue de la pandémie de la maladie à Coronavirus 19 au Cameroun, avec la fermeture le 17 mars 2020 par le gouvernement camerounais des écoles et des universités, concernait-elle aussi les structures d'éducation non formelle ? Dans le principe, oui ! Mais dans la pratique, non ! Car le communiqué y relatif rendu public par les autorités nationales ne faisait pas mention de ces structures.

La pression exercée par la pandémie de Covid-19 sur le système éducatif national appelle un changement de paradigme dans les modalités d'action d'éducation et de la formation, aussi bien dans le domaine de la scolarisation que dans l'éducation des adultes. Car, loin d'être un verrou à l'offre éducative, le Covid-19 présente des opportunités d'élargissement de l'accès et d'amélioration de la qualité des apprentissages pour tous à travers le recours à la télé-éducation des jeunes et des adultes hors du système scolaire classique.

I- Contexte et problématique

La réflexion menée dans cet article intervient dans un contexte influencé par la prévalence de la pandémie de coronavirus et ses effets sur l'organisation et le fonctionnement du système éducatif camerounais de manière générale et du sous-secteur de l'éducation non formelle en particulier. L'accès à l'éducation doit être garanti pour les apprenants de tous les âges, enfants, jeunes ou adultes, quoi qu'il advienne, afin de doter ces personnes de connaissances, aptitudes et attitudes nécessaires à une citoyenneté responsable. Car, que ce soient les catastrophes naturelles ou celles d'origine humaine, le système éducatif subit inéluctablement les contrecoups de ces perturbations ; d'où la nécessité d'adopter une approche résiliente dans l'offre éducative. Ainsi, selon les statistiques en vigueur[1] 7,2 millions d'élèves et d'étudiants, 4,5 millions d'élèves du primaire, 1,8 millions d'élèves de l'enseignement secondaire général et technique et 40 000 apprenants des structures de formation professionnelle ont connu de sérieuses perturbations liées à la crise sanitaire de la Covid-19.

Dans cette perspective, la survenue de la maladie de coronavirus au Cameroun a modifié les habitudes éducatives dans le secteur de l'éducation et de la formation : les structures éducatives ont fermé, la taille des regroupements a été redéfinie, limitant à 50 le nombre de personnes autorisé à se mettre ensemble, l'enseignement et la formation à distance ont été activés. Si l'on peut le percevoir, beaucoup plus dans les institutions scolaires, il n'en est pas le cas pour les structures d'éducation non formelle en général et celles dédiées à l'alphabétisation non formelle des adultes, en particulier. Ainsi, le présent article s'inscrit dans la problématique de la continuité de l'accès aux services éducatifs dans le non formel pour les adultes, dans un contexte d'urgence sanitaire créée par la pandémie de Covid-19.

II- Objectifs visés par l'étude

Cette étude portant sur l'analyse de la politique d'éducation non formelle des adultes au Cameroun en période de Covid-19 vise à améliorer l'efficacité interne du système éducatif camerounais, à travers l'élargissement de l'accès à l'éducation et à la formation pour tous les adultes analphabètes par le recours aux modalités d'éducation complémentaires en situation d'urgence. Il s'agit de manière spécifique de :

- Présenter les pratiques d'éducation non formelle des adultes avant la survenue de la pandémie de Covid-19 ;
- Analyser les démarches d'éducation non formelle des adultes en vigueur depuis la survenue de Covid-19 ;
- Proposer les pistes d'action visant à garantir la continuité de l'éducation des adultes en situation d'urgence.

---

[1] Données du SIGE sectoriel présentées par l'UNESCO lors de l'atelier méthodologique de concertation et de planification des projets Global *Partnership for education* (GPE) et *Education cannot wait* (ECW) au Cameroun, du 31 août au 05 septembre 2020 à Douala au Cameroun.

III- Cadre théorique et méthodologique

La présente analyse convoque un triptyque théorique porté par (i) l'intervention éducative de Lenoir (2009), la systémique de Bertallanfy (1968) et la résilience de Cirulnik (2002). En effet, la théorie de l'intervention éducative stipule que la prise des décisions en amont du système éducatif a des répercussions sur l'ensemble du système. Ce qui veut dire que les mesures sanitaires prises par le gouvernement ont un impact direct sur le système éducatif en général et sur l'éducation non formelle des adultes en particulier, car l'offre éducative institutionnelle est un système cohérent articulant les types, niveaux et ordres d'éducation, conformément à la politique gouvernementale en matière d'éducation et de la formation et aux besoins et aspirations d'apprentissage des bénéficiaires.

La théorie des systèmes apporte suffisamment de lumière sur les liens directs entre les sous-systèmes éducatifs formel et non formel. Car, la filiation entre l'éducation des adultes et la scolarisation des enfants est directe et irréfutable : C'est les adultes qui envoient leurs enfants à l'école et assument toutes les charges liées à leur scolarisation (fournitures scolaires, santé, nutrition, loisirs, etc.). Pour être inclusif, les mesures d'atténuation des effets de la pandémie de Covid-19, à l'effet de garantir la continuité des apprentissages, doivent également concerner l'éducation non formelle dont l'éducation des adultes n'est qu'une composante.

Bien plus, la théorie de la résilience permet d'envisager l'adaptation de l'offre éducative en situation d'urgence. Il s'agit en fait de développer des modalités alternatives de résistance au choc causé par la pandémie de Covid-19 et faire en sorte que tous les citoyens continuent d'apprendre tout au long de leur vie.

Il s'agit en définitive d'un cadre théorique éclectique qui éclaire et oriente la présente réflexion, avec pour ambition de contribuer à l'amélioration de la résilience du système éducatif camerounais, à travers une plus grande prise en compte de tous les types d'apprentissage dans un contexte de prévalence de la Covid-19.

S'agissant des aspects méthodologiques, nous avons eu recours à l'observation et à l'exploitation documentaire. L'observation participante nous a donné au cours des travaux de l'atelier d'appropriation de la riposte gouvernementale contre la Covid-19 dans le sous-secteur de l'éducation de base au Cameroun. Cela nous a permis d'observer la planification des activités retenues dans le cadre de la mise en œuvre des deux projets, notamment le *Global Partnership for Education (GPE)* et *Education Cannot Wait (ECW)*, sous la houlette de l'UNESCO. L'exploitation documentaire, en revanche, a permis d'étudier le cadre programmatique des activités éducatives en contexte de lutte contre la pandémie de coronavirus contenu dans le document projet. Il s'agissait d'examiner le caractère inclusif du plan national de riposte dans sa capacité à prendre en compte tous les sous-secteurs et niveaux d'éducation et de la formation.

1. Pratiques d'alphabétisation des adultes avant Covid-19

Les pratiques d'alphabétisation avant la survenue de la pandémie de Covid-19 étaient principalement construites autour du mode synchrone. Il s'agissait pour les apprenants des différents centres d'alphabétisation fonctionnels de se retrouver régulièrement selon une périodicité consensuellement définie en lieu convenable pour diverses activités d'éducation et de formation. Pour Racine (2008 :111)

> L'interaction en **mode synchrone** mobilise les apprenants dans un **horaire commun** à négocier par des réactions et des interactions immédiates telles que la discussion entre les apprenants et les échanges d'information sur la tâche collaborative à accomplir.

En somme, les activités dans le centre se limitaient prioritairement à la lecture, l'écriture et le calcul, en tant qu'étape première du processus d'apprentissage tout au long de la vie, devant conduire les apprenants à une expression créative et à des aptitudes conceptuelles de résolution de problèmes. Par ailleurs, dans son approche initiale (traditionnelle /de base), elle est réduite à l'enseignement des mécanismes de base (lecture, écriture et calcul) opérant en vase clos, sans aucun rapport direct avec le vécu quotidien de l'apprenant. Par contre, son approche fonctionnelle vise l'acquisition des connaissances par un groupe donné en rapport avec ses activités socioéconomiques.

2. Alphabétisation des adultes en contexte de Covid-19

La survenue de la pandémie de Covid-19 a conduit à l'arrêt des activités d'alphabétisation dans l'ensemble des structures d'éducation formelle et non formelle. Pour permettre aux bénéficiaires des services éducatifs au Cameroun de continuer à apprendre en tout lieu et en toute circonstance, le gouvernement camerounais a élaboré un projet de riposte pour faire face à cette crise sanitaire. On peut lire au rang des éléments saillants de son cadre logique[2] que :

> L'objectif général du projet est d'assurer la continuité de l'éducation dans le cycle de l'enseignement de base (préscolaire, primaire et 1er cycle du secondaire général) pour les élèves du public affectés par la crise de la COVID-19, préparer la réouverture des établissements scolaires et l'organisation des cours dans un environnement sanitaire sûr et protecteur et renforcer la résilience du système éducatif face aux crises transformées en opportunité.

Il s'agit de manière spécifique de :

1. Assurer la continuité de l'éducation dans l'enseignement de base (préscolaire, primaire et 1er cycle du secondaire général) pour les élèves du public tout en favorisant l'accès équitable de tous les enfants et adolescents, garçons et filles, réfugiés, déplacés internes et vulnérables des zones défavorisées et des zones de conflits ;

2. Assurer la préparation de la reprise des cours (dès la rentrée d'octobre 2020) et l'organisation des apprentissages au sein des établissements scolaires publics de l'enseignement de base (préscolaire, primaire et 1er cycle du secondaire général) dans un environnement sanitaire sûr et protecteur,

3. Préparer la période post-crise COVID-19 à travers le renforcement de la résilience du système éducatif face aux crises.

---

[2] Extrait du document Projet de riposte d'urgence contre la Covid-19 dans l'enseignement de base au Cameroun, sous financement du GPE et ECW, avec l'Unesco comme agence partenaire de mise en œuvre, page 31.

Ces objectifs sont alignés à des stratégies d'opérationnalisation du paradigme éducatif hybride identifiées dans le document projet ainsi qu'il suit :

- Mise en place de plates-formes interactives basées sur Internet et offrant des contenus d'éducation formelle (éducation formelle et non formelle) ;
- Acquisition par les enseignants et les directeurs d'écoles (60 %) des connaissances et des compétences pertinentes sur l'enseignement à distance ;
- Les élèves non scolarisés écoutent régulièrement des programmes éducatifs radiophoniques (NFE/FE)
- La passation des examens finaux par les élèves ;
- Equipement et connexion des enfants des zones les plus vulnérables en vue de faciliter leur accès aux plateformes Internet
- L'évaluation des apprentissages des enfants sur la plate-forme ;
- Accès aux messages vitaux d'atténuation des risques et de prévention de la Covid-19 via des plateformes éducatives pour les garçons et les filles affectés par la crise.

La présentation qui précède indique clairement l'approche scolarisante de la formation ouverte et à distance en contexte de Covid-19 au Cameroun. Les autres sous-secteurs et niveaux d'éducation ne rentrent pas visiblement dans le cadre programmatique de la continuité des services éducatifs en situation d'urgence sanitaire causée par la maladie à coronavirus. L'alphabétisation des adultes ne saurait attendre, car près de six millions de Camerounais analphabètes (Bucrep, 2010) risquent d'être privés de l'un de leurs droits fondamentaux : le droit à l'éducation tout au long de la vie et dans leur langue maternelle[3]. A ce chiffre s'ajouteraient de nombreux analphabètes de retour, du fait de l'arrêt des cours depuis mars 2020.

[3] Article 3 de la Déclaration universelle des droits linguistiques, Barcelone 1996.

Pourtant, nombreux sont les bienfaits de l'alphabétisme aussi bien pour l'individu, sa communauté que pour son pays tout entier. Diverses expériences (Unesco, 2017) ont montré que le relèvement du niveau d'alphabétisme de la population adulte (i) améliore le bien-être familial (ii) accroît les capacités de production de la communication (iii) participe à l'amélioration des indicateurs d'accès et de qualité de l'éducation (iv) améliore la participation communautaire à la gouvernance locale et nationale, etc.

3. Pour un déconfinement de l'alphabétisation des adultes pendant et après covid-19

Dans son analyse des modèles de politiques publiques de développement en Chine, Sheying Chen (2003) pense que toute politique publique doit concourir au bien-être de la population et doit être inclusive, c'est-à-dire ne laisser personne de côté. Le changement de paradigme éducatif lié à la prévalence de la maladie à coronavirus avec le recours au numérique éducatif doit rentrer dans une approche systémique garantissant l'accès de tous à cette modalité d'action éducative ainsi que sa qualité. La mise à l'écart de l'alphabétisation des adultes dans ce processus n'est pas de nature à faciliter la réalisation des objectifs de développement définis dans le cadre du nouvel agenda de développement national (2020-2030)[4]. L'économie camerounaise est animée essentiellement par son secteur informel dont les activités sont prioritairement menées par des jeunes et des adultes actifs dont bon nombre sont des alphabètes vivant aussi bien en milieu rural que périurbain. Pourtant l'encadrement du secteur informel de l'économie camerounaise fait partie des objectifs de la nouvelle stratégie nationale de développement (SND 2000 : 11) :

> En appui à la stratégie d'industrialisation du pays, les interventions du Gouvernement s'articuleront autour de trois (03) axes, notamment : (ii) l'amélioration de l'accès et de l'équité à travers la correction des disparités géographiques, l'amélioration de la politique du manuel scolaire, et la mise en place de l'enseignement fondamental ; (ii) l'amélioration de la qualité et de l'employabilité où un accent sera mis entre autres sur l'accroissement de l'offre de formation technique et professionnelle, le renforcement des capacités des travailleurs du secteur informel sur les techniques et technologies innovantes.

---

[4] Cameroun, Stratégie Nationale de Développement 2020-2030 pour la transformation structurelle et le développement inclusif, Yaoundé, janvier 2020, 234 pages.

Il est donc question d'offrir à tous les acteurs du secteur informel dont une bonne frange d'adultes analphabètes, les mêmes opportunités d'apprentissage et de renforcement de leurs capacités opérationnelles dans leur domaine d'activité respectif. La stratégie gouvernementale de riposte d'urgence contre la pandémie du coronavirus dans le sous-secteur de l'éducation de base au Cameroun doit être inclusive et permettre aux jeunes et adultes analphabètes de continuer à apprendre et à se former tout au long de leur vie et dans leur langue maternelle.

L'alphabétisation à distance procède des modalités complémentaires d'élargissement de l'accès aux savoirs et développement des compétences de base, de compétences socioéducatives et des compétences relationnelles et civiques susceptibles d'accompagner la mise en œuvre des chantiers de développement au Cameroun. Car, comme le souligne la stratégie continentale de l'éducation de l'Union africaine (CESA 2016-2025 : 20), « *avec l'un des taux de croissance démographique les plus rapides, il y a un danger réel que le développement de l'Afrique soit tiré vers le bas à cause d'une masse importante de personnes analphabètes* ».

Il est donc maintenant question de dé-confiner l'alphabétisation fonctionnelle des adultes à travers :

- (i) le développement et la mise en place d'une plateforme interactive alimentée par des ressources éducatives produites par l'inspection générale des enseignements (IGE) du Ministère de l'éducation de base, avec la collaboration des inspections en charge de l'éducation et de la formation des ministères en charge du sous-secteur de l'alphabétisation et de l'éducation non formelle
- (ii) le renforcement des capacités des alphabétiseurs/animateurs à l'alphabétisation/apprentissage à distance à travers Internet et les radios communautaires logées dans chacune des 58 départements que compte le pays.
- (iii) l'activation des comités de langues camerounaises pour garantir un soutien de proximité dans l'alphabétisation en langues nationales.
- (iv) l'établissement d'un partenariat dynamique autour des questions d'alphabétisation des adultes entre le

gouvernement camerounais et les partenaires au développement, dans le cadre de la mise en œuvre du projet d'appui à la réforme de l'éducation au Cameroun (PAREC) actuellement mis en œuvre dans le secteur de l'éducation et de la formation, avec l'appui financier de la Banque mondiale.
- (v) l'inscription de l'alphabétisation numérique multidimensionnelle comme action prioritaire dans le cadre de la mise en œuvre du Programme gouvernemental 119 « Alphabétisation » mis en œuvre par le Ministère de l'Education de Base et qui vise, entre autres objectifs d'accroître la population adulte alphabétisée en utilisant les langues officielles et nationales dans le processus enseignement/apprentissage.

4. Enjeux et défis du déconfinement de l'alphabétisation des adultes au Cameroun

Le développement d'une politique éducative inclusive intégrant tous les types de bénéficiaires dans la construction des compétences obéit à une démarche interventionniste portée par des auteurs tels que Lenoir (2009) pour qui « *Toute intervention est une activité interactive qui constitue une intrusion de la part d'un intervenant ou d'une catégorie d'intervenants dans la vie d'un ou de plusieurs êtres humains* ». Il est important d'aménager le cadre logique de mise en œuvre de continuité des activités éducatives pendant et après la Covid-19, afin d'y inclure celles liées à l'alphabétisation des jeunes et des adultes hors du continuum scolaire classique, pour diverses raisons :

- ***Au plan de la gouvernance éducative*** : le développement d'une offre d'alphabétisation numérique multi formats permet de renforcer la résilience du système éducatif global et celui de l'éducation non formelle en particulier, à travers le renforcement de l'accès à distance à un plus grand nombre de jeunes et d'adultes analphabètes en situation d'urgence.
- ***Au plan de l'amélioration des acquis d'apprentissage*** : en mettant à la disposition des jeunes et des adultes analphabètes des canaux d'apprentissage permanents, les autorités éducatives nationales leur donneront l'opportunité d'améliorer leurs acquis d'apprentissage en se frottant régulièrement aux ressources et contenus éducatifs appropriés.

- ***Au plan de la promotion des langues nationales*** : depuis la promulgation de la loi n°98/004 du 14 avril 1998 d'Orientation de l'Education au Cameroun, la mission a été confiée au système éducatif national de former les citoyens enracinés dans leur culture et ouverts au monde extérieur, avec l'utilisation de la langue maternelle des apprenants comme première variable. L'alphabétisation à distance permet de familiariser les apprenants avec le monde de l'oral et surtout de l'écrit dans la mesure où, ils auront sur la plateforme élaborée à cet effet, des ressources leur favorisant l'apprentissage des outils de langue (alphabet des langues camerounaises avec tous les phonèmes vocaliques et consonantiques ainsi que les tonèmes appropriés. Ainsi, à l'aide d'indications visuelles et sonores, ils pourront mieux développer leurs compétences langagières dans ces langues. Mais aussi dans les langues officielles (anglais et français).

Au rang des défis à relever par la promotion d'une alphabétisation à distance figure en bonne place :

- (i) ***l'accès aux services éducatifs et formatifs en alphabétisation***. En effet, faute de statistiques disponibles sur la question, la population encadrée en présentiel pour le seul compte du Ministère de l'éducation de base en 2018 était de 23 000 apprenants, contre une masse estimée à 30% de l'ensemble de la population camerounaise[5].
- ***(ii) la qualité des ressources éducatives mises à disposition.*** En l'absence d'une structure de formation initiale des alphabétiseurs et d'un profil de carrière, comme les enseignants du formel, la qualité des enseignements et des apprentissages non formels n'est pas toujours garantie. En revanche, la mise en place d'un comité scientifique de validation des ressources éducatives d'alphabétisation des adultes permettra de garantir la qualité desdites ressources.
- ***L'équité***. La lutte contre les disparités d'accès aux services éducatifs fait partie des priorités de la stratégie sectorielle de l'éducation et de la formation au Cameroun (DSSEF

[5] Le Volume II, Tome II du 3ème RGPH « Scolarisation, instruction et alphabétisation » indique que 30% de la population camerounaise adulte âgée de 15 ans et plus était analphabète, Bucrep 2010, P.x.

2013-2020). En choisissant un paradigme inclusif dans l'offre d'alphabétisation à distance, les disparités seront incontestablement réduites au profit de plus d'équité genre et géographique dans le déroulement de l'offre éducative nationale.

- ***Disponibilité et accessibilité du matériel pédagogique et didactique***. Pour faciliter les apprentissages de qualité, il sera impératif pour l'équipe administrative et pédagogique en charge de l'alphabétisation à distance de produire le matériel pédagogique et didactique pour les zones non couvertes. Car la fracture sociale couplée à la fracture numérique ne permettra pas de toucher tous les potentiels bénéficiaires. Il sera donc plus indiqué d'articuler l'alphabétisation hybride dans le processus de déconfinement de l'éducation au Cameroun.

Conclusion

Les crises à l'instar de la crise sanitaire de Covid-19 constituent non seulement des contraintes pour les systèmes éducatifs, mais sont aussi des opportunités pour innover. En l'état actuel, l'alphabétisation des adultes hors de l'école classique doit épouser le nouveau paradigme numérique multi formats permettant à tous les apprenants de continuer à apprendre en tout lieu et en toute circonstance. Pour y parvenir, des réformes structurelles devront être menées. Tout d'abord, inclure l'alphabétisation à distance dans le plan de riposte d'urgence contre la pandémie de Covid-19 dans le sous-secteur de l'éducation de base. Ensuite mettre en place un dispositif opérationnel de production des ressources éducatives d'alphabétisation et de renforcement des capacités des personnels à l'alphabétisation numérique. Car l'atteinte des objectifs nationaux (SND 2020-2030) et supranationaux (CESA 2016-2025 et ODD 4) passe aussi par le développement des ressources humaines dans le domaine de l'éducation non formelle en général et de l'alphabétisation des adultes en particulier. Enfin, l'établissement d'une plateforme de partenariat avec les organisations onusiennes et de la société civile, d'une part et les départements ministériels sous-sectoriels, d'autre part permettra, à coup sûr, de renforcer la résilience du système éducatif camerounais et de garantir un apprentissage durable pour tous dans une perspective de construction d'une citoyenneté nationale fondée sur l'égalité et l'équité d'accès aux services éducatifs de base en vue de l'atteinte des objectifs de développement national inscrits dans la Stratégie Nationale de Développement (2020-2030).

BIBLIOGRAPHIE

Cameroun, (2020a). Stratégie Nationale de Développement 2020-2030 : pour la transformation structurelle et le développement inclusif. Yaoundé, janvier 2020.

Cameroun, (2020b). Projet de riposte d'urgence contre la Covid-19 dans l'enseignement de base au Cameroun. Yaoundé, document de projet.

CESA, (2016). Stratégie continentale de l'éducation 2016-2025.

Cyrulnik B. (2002). Un Merveilleux malheur, Paris, Éditions Odile Jacob.

Bertallanfy, L.V. (1968). General System Theory–Foundations, Development, Applications. Braziller.

Lenoir, Y. (2009). L'intervention éducative, un construit théorique pour analyser les pratiques d'enseignement. Dans nouveaux cahiers de la recherche en éducation, vol 12 http://id.erudit.org/iderudit/101747ar.Consulté le 12 octobre 2020.

Racine, A. (2008). *La formation à distance en alphabétisation pour le développement d'une approche hybride.* QUEBECC, Direction de l'éducation des adultes et de l'action communautaire.

Organisation des nations unies pour l'éducation, la science et la culture. (2010) Rapport de la CONFITEA VI, in http://www.wcfel.org/frenchbis/pdf/RAPPORT%20CONFINTEA%20VI.pdf consulté le 03 novembre 2020.

Organisation des nations unies pour l'éducation, la science et la culture. (2017). Exploiter le potentiel des TIC : Programmes efficaces d'alphabétisation et de numératie en utilisant la radio, la télévision, le téléphone mobile, les tablettes et les ordinateurs. Hambourg, UIL.

Organisation des nations unies pour l'éducation, la science et la culture. (2003). Vitalité et disparition des langues, section du patrimoine immatériel. Division du patrimoine culturel, 24 pages.

Organisation des nations unies pour l'éducation, la science et la culture. (1996). Déclaration universelle des droits linguistiques.

SHEYING CHEN, (2003). Politiques publiques générales et stratégie de développement, *Perspectives chinoises* [En ligne], 77 | mai-juin 2003, mis en ligne le 02 mai 2019, consulté le 03 novembre 2020. http://www.journals.openedition.org/perspectives chinoises/226.

Formation à distance à l'ENS de Bertoua pendant le confinement : Le cas des formateurs des enseignants d'allemand

Rosny Franck NZENTI
Etudiant en Master (Langue Allemande)
Université de Yaoundé 1, Cameroun
francknya224@gmail.com

Brice William NZENTI
Candidat au Doctorat en Sciences de l'Education
Université de Yaoundé 1, Cameroun
bricendangang@gmail.com

Résumé :

Avant l'apparition du coronavirus au Cameroun, l'ENS de Bertoua n'avait pas adopté la FAD. Celle-ci s'est vue contrainte de le faire conformément aux prescriptions gouvernementales de riposte contre la Covid-19. La présente contribution vise à rechercher les difficultés rencontrées par les enseignants de Germanistique avec les cours en ligne pendant le confinement et les stratégies de surmonter celles-ci. Deux des trois enseignants ont rempli notre questionnaire. Les résultats révèlent que les difficultés rencontrées étaient les coupures intempestives d'énergie électrique et le manque de connexion internet ainsi que le niveau bas de la langue des apprenants. Aussi, les enseignants ont ramené leurs cours dans la matinée, réduit leur contenu et augmenté le volume horaire.

Mots clés : Germanistique, Formation à distance, ENS de Bertoua, confinement

Abstract:

Before the coronavirus appearance in Cameroon, the Higher Teacher Training College of Bertoua had not adopted distance training. But it has been forced to do so regarding the governmental prescriptions of riposte against Covid-19. The purposes of our research work are to quest the difficulties faced by German teachers' trainers about distance training during confinement, as well as, to identify the different strategies used to solve the issues mentioned previously. Two of the three lecturers filled our questionnaire and the results brought out that the major difficulties were untimely switching off light, the scarcity of internet connection and a very low language level from learners. Therefore, to settle these issues, lecturers had to bring back their courses in the morning, to reduce its contents and to extend course time.

Key words: German Studies, Distance Training, HTTC-Bertoua, Lockdown

1. Introduction

Après la découverte du coronavirus le 17 novembre 2019 dans la province de Wuhan en chine, le virus s'est rapidement propagé dans les quatre coins du monde atteignant le stade de pandémie le 11 mars 2020. Depuis lors, le cœur du monde entier bat au rythme du coronavirus. A côté des pertes en vies humaines qui ne cessent de croître tous les jours, la pandémie a entrainé des dégâts à nul autre pareil. Ainsi, plusieurs pays dans le monde ont mis sur pied des ripostes pour faire face à cette pandémie.

En Afrique en général et au Cameroun en particulier, des mesures ont été prises pour contenir la pandémie. Ainsi, le gouvernement camerounais a prescrit le 17 mars 2020 treize mesures restrictives qui vont de la fermeture des frontières en passant par le report des compétitions scolaires, à la fermeture des écoles et des universités à partir du 18 mars 2020.

Dans ces conditions de privation de vie sociale et d'éducation, la pandémie a touché non seulement le secteur socioéconomique mais aussi et surtout le secteur éducatif. On dénombre ainsi 7.2 millions d'élèves et étudiants touchés par l'interruption de la vie éducative. Face à cette situation, la réponse au Covid-19 en éducation et en formation ne se fit pas attendre. Afin de garantir l'achèvement de l'année scolaire, l'organisation des examens de fin d'année et la réouverture des établissements scolaires dans un environnement sanitaire sûr et protecteur, le gouvernement camerounais mis sur pied un plan national de riposte à l'impact de la Covid-19 dans le secteur de l'éducation et de la formation.

Ledit plan prescrit entre autres le système d'enseignement à distance permettant aux enseignants d'organiser des cours à distance par radio, télévision et internet. Dans les établissements primaires et secondaires, le choix de la télévision – le téléenseignement – est fait à travers la télévision nationale, la CRTV (Cameroon Radio Television) [4]. Dans l'Enseignement Supérieur, le ministre instruit le téléenseignement à travers WhatsApp, Facebook et telegram[5]. Cette prescription de l'enseignement à distance en période de crise sanitaire soulève la question de l'impact de la pandémie sur l'éducation au Cameroun. Paul Bernard Noah (2020) note le coût élevé de la formation à distance comparativement aux cours en présentiel ainsi que l'augmentation de la charge de travail des enseignants. Onana (2020) indique la marginalisation des populations des zones rurales, celles-ci ne disposant pas ou peu d'outils Tics (radios, télévision, internet). La présente contribution s'intéresse à l'effet de la pandémie sur l'éducation et l'Enseignement Supérieur (ES) au Cameroun en particulier. Après avoir présenté l'état des lieux de la formation à distance (FAD) dans l'ES au Cameroun, nous présenterons la méthode utilisée et les principaux résultats de recherche. Ces résultats seront ensuite discutés dans la dernière partie au regard de leurs différentes implications.

2. Formation à distance dans l'enseignement supérieur au Cameroun : état des lieux

Avant de présenter l'état des lieux de la FAD dans l'ES au Cameroun, il convient tout d'abord de la définir et d'en indiquer quelques caractéristiques. L'Université du Québec à Trois-Rivières (UQTR) définit la FAD comme suit :

> Type d'enseignement indissociable de l'utilisation des TIC (visioconférence, conférence Web, cours en ligne) et pour lequel la présence physique de l'étudiant n'est généralement nécessaire qu'en période d'examen. La formation à distance peut conjuguer l'usage de plusieurs outils et plateformes et donner lieu à des enseignements hybrides, lorsqu'elle est combinée à l'enseignement en mode présentiel. (UQTR, 2013, p. 3).

Ainsi, la FAD est un type d'enseignement par lequel l'enseignant peut transmettre des connaissances aux étudiants en s'appuyant sur des outils Tics (internet etc.) qui facilitent l'acte d'enseignement/ apprentissage et qui permettent à un grand nombre d'étudiants de participer aux cours peu importe l'endroit où ils se trouvent. La FAD permet ainsi de dépasser les obstacles liés à la distance dans l'enseignement/ apprentissage. Elle présente des avantages et des limites qui sont consignés dans les caractéristiques suivantes :

- L'accessibilité

Grace aux outils Tics tels qu'internet, la formation à distance est facile d'accès (Drissi et al. 2006) ;

- La contextualisation

La FAD permet à l'étudiant d'apprendre dans son environnement immédiat et facilite l'intégration des savoirs scientifiques aux savoirs pratiques (idem) ;

- La flexibilité

Le mode d'organisation pédagogique est souple et permet à l'apprenant de planifier dans le temps et dans l'espace ses activités d'étude et son rythme d'apprentissage (Perriault, 1996) ;

- L'interaction et le travail collaboratif

L'apprentissage repose sur les interactions professeur/ étudiant et étudiant/ communauté. Dans une activité d'apprentissage, les étudiants peuvent travailler ensemble ou avec la famille (travail collaboratif) et se faire aider par l'enseignant lorsque cela s'avère nécessaire

Au Cameroun, l'intégration de la FAD s'est faite progressivement. Depuis la Loi d'Orientation (2001) qui l'encourageait, plusieurs Universités et Grandes Ecoles de l'ES ont adopté ce type formation.

Parmi les Universités d'Etat qui offrent déjà des FAD, on dénombre les Universités suivantes : Bamenda (science et technologie), Buea (études et enseignement du curriculum), Dschang (agronomie), Douala (informatique appliquée aux systèmes d'information géographique), Maroua (informatique et télécommunication), Ngaoundéré (géomatique, aménagement et gestion des ressources), Yaoundé 1 (sémiotique et stratégies ; urbanisme, aménagement et développement urbain) et Yaoundé 2 (informatique appliquée aux systèmes d'information géographique) (Beché & Fonkoua, 2016).

A côté de ces Universités d'Etat, d'autres Universités privées et quelques Grandes Ecoles se sont aussi engagées dans la FAD : l'Université Catholique d'Afrique Centrale (économie de gestion et marketing ; management et système d'information ; administration des entreprises), l'Institut Supérieur Siantou (réseau informatique), l'Institut des Sciences Economiques et Informatique de Gestion (communication d'entreprise ; commerce international), l'Institut des Technologies et Sciences Economiques (maintenance des systèmes informatiques ; information de gestion), l'Institut Universitaire de Développement International (développement international ; administration des affaires ; études théologiques ; études interculturelles), le Centre Universitaire des Technologies de l'Information (réseau informatique), l'Ecole Supérieure des Sciences et Techniques de l'Information et de la Communication (information informatisée et en réseau ; information documentaire), l'Institut des Relations Internationales du Cameroun (coopération internationale et décentralisée pour le développement ; développement durable et management environnemental), l'Ecole Normale Supérieure de Polytechnique (télécommunication, sécurité des systèmes d'information et de communication), l'Ecole Normale Supérieure des Travaux Publics (gestion des ressources en eau et assainissement ; science et environnement), l'Institut Universitaire Technologique de Bandjoun (technologie informatique ; informatique-réseau), l'Institut Africain d'Informatique-Cameroun (système d'information), l'Ecole Normale Supérieure de Maroua (pédagogie numérique ; paix et sécurité) et l'Ecole Normale Supérieure de Yaoundé (certificat numérique primaire secondaire et supérieur) (Beché & Fonkoua, 2016, p. 19).

En passant en revue les Grandes Ecoles qui offrent la FAD au Cameroun, on constate que l'Ecole Normale Supérieure de Bertoua, établissement de l'Université de N'Gaoundéré, créée en 2018, ne propose et ne proposait pas de FAD avant le confinement. Celle-ci a été imposée aux acteurs de cette école conformément aux prescriptions gouvernementales de riposte contre la Covid-19 en éducation au Cameroun.

Notre contribution s'intéresse principalement à l'ENS de Bertoua. Etant donné que cette dernière n'offrait des cours qu'en présentiel avant le confinement, nous nous intéressons à la réponse des formateurs des enseignants d'allemand face à la situation que leur a imposé la Covid-19 avec les cours en ligne. Ainsi, la présente recherche vise à répondre aux questions telles que : Quelles applications étaient à la base de ces cours en ligne ? Quelles sont les difficultés que les formateurs ont rencontrées avec et dans la dispense de ces cours ? Comment les ont-ils surmontées ? L'étude ambitionne ainsi de rechercher les difficultés rencontrées par les formateurs des enseignants d'allemand à l'ENS de Bertoua avec la FAD et les stratégies mises en place par eux pour surmonter ces difficultés.

3. Cadre méthodologique

3.1. Méthode

Pour faire ressortir les difficultés rencontrées par les enseignants de Germanistique à l'ENS de Bertoua et les stratégies pour venir à bout de ces dernières durant le confinement, nous avons conçu et distribué un questionnaire via WhatsApp à ces enseignants [6]. Ainsi deux des trois enseignants ont rempli notre questionnaire. Ils sont tous de sexe masculin. L'un a le statut d'enseignant associé et est spécialiste de la littérature et de la didactique allemande et l'autre est enseignant vacataire et spécialiste de la littérature allemande.

3.2. Présentation des résultats

Les tableaux suivants présentent les résultats de l'étude (en version originale).

Tableau 1

Mode d'organisation des cours

Q4	Comment avez-vous organisé vos cours pendant le confinement ?
E1	J'ai dispensé des cours en ligne.
E2	J'ai dispensé des cours en ligne.

Tableau 2

Application utilisée pour les cours

Q5	Quelles applications avez-vous utilisées ?
E1	J'ai utilisé WhatsApp.
E2	Mes étudiants et moi, nous avons utilisé essentiellement le logiciel WhatsApp.

Tableau 3

Choix et pertinence du logiciel choisi

Q6	Pourquoi avez-vous choisi d'utiliser cette application ?
E1	C'est la possibilité pratique qui s'offrait à moi et j'ai pu dispenser mon cours à travers des textes et des messages vocaux. Je pense qu'après un petit temps d'adaptation, étudiant(e)s comme enseignant, chacun a pu accomplir sa tâche.
E2	Nous avons choisi ce logiciel parce qu'il était le plus disponible. C'est celui que chacun d'entre nous pouvait avoir que ce soit l'enseignant ou les étudiants et c'est également le logiciel qui était plus abordable pour chacun d'entre nous.

Tableau 4

Difficultés rencontrées dans l'enseignement de la germanistique

Q7	A quelles difficultés avez-vous été confrontés dans l'enseignement de la Germanistique ?
E1	Tous les élèves professeurs n'étaient pas toujours connectés. Le niveau de langue laissant à désirer, il

	fallait trouver des mécanismes didactiques pour faire passer le message. Je devais par exemple réduire le cours (contenu) à sa plus simple expression.
E2	Les difficultés que nous avons rencontrées étaient de deux ordres : les étudiants n'avaient pas toujours la connexion, c'est-à-dire les unités internet et la deuxième difficulté c'est qu'avec les problèmes d'énergie beaucoup de leurs téléphones s'éteignaient donc parfois les étudiants n'assistaient pas à des cours en ligne parce que la batterie devait être chargée et avec les problèmes d'énergie ce n'était pas souvent possible.

Tableau 5

Stratégies mises en place pour surmonter les difficultés

Q8	Comment les avez-vous surmontées ?
E1	Comme je le disais à la réponse précédente, il fallait – pour ce qui est du contenu – faire preuve de créativité, en essayant de simplifier et trouver des formules appropriées pour que le contenu du cours soit digeste, c'est-à-dire compréhensible par tous les apprenants. Pour l'irrégularité de certains élèves professeurs, j'ai contraint tout le monde à faire un grand nombre de devoirs individuels pour les amener à remplir leurs obligations estudiantines. J'ai également multiplié le volume horaire hebdomadaire pour pallier aux difficultés spécifiques des apprenants. On faisait pratiquement 15 heures de cours par semaine. Je tiens à souligner, pour le déplorer, que les étudiants qui étaient confines à Bertoua ont eu plus de problèmes de connexion liés au manque d'énergie électrique et/ou coupures intempestives, indignes pour un pays comme le nôtre qui doit assurer le devenir de sa jeunesse (estudiantine).

E2	Pour ce qui est du problème de connexion des étudiants, nous n'avons trouvé aucune solution. Ceux des étudiants qui n'avaient pas d'unités dans leurs téléphones ne participaient pas aux cours. Maintenant par rapport au problème d'énergie, nous avons choisi d'organiser nos cours souvent le matin, c'est-à-dire au moment où le téléphone n'a pas encore été trop utilisé. Donc nous organisions nos cours de 8h à 10h. Ça permettait que les étudiants aient encore par exemple la batterie, que le téléphone soit encore bien chargé.

La méthode d'analyse des données choisie est la méthode qualitative. Les cinq tableaux présentés font ressortir les savoirs suivants :

Tous les enseignants ont dispensé des cours en ligne via WhatsApp. Le choix de cette application a été motivé par le fait qu'elle est la plus disponible pour les étudiants et les enseignants mais aussi la plus abordable. Sa pertinence se justifie en ceci qu'elle permet d'envoyer des textes et faire des messages vocaux. Les enseignants ont fait face à des difficultés de deux ordres : celles liées à l'utilisation de WhatsApp en ligne et celles liées à l'enseignement de la Germanistique avec WhatsApp en ligne. Dans la première catégorie, on retrouve le manque de connexion internet et les problèmes de coupure d'énergie. Tous les étudiants n'avaient pas toujours de l'argent pour souscrire à un forfait internet. Les coupures intempestives d'énergie électrique déchargeaient souvent les batteries des téléphones des étudiants – surtout ceux confinés à Bertoua –. Ce qui créait des interruptions de cours, car ces derniers ne pouvant pas les charger. Sur le plan pédagogique, le niveau bas de la langue des apprenants laissait à désirer.

Pour venir à bout de toutes ces difficultés, les enseignants ont contraint les étudiants à faire un grand nombre de devoirs individuels. Ils ont décidé d'organiser leurs cours le matin (8 h -10 h) car à ce moment de la journée, les téléphones des étudiants étaient encore chargés. Par ailleurs, ils ont pris la résolution de réduire le contenu du cours et de le rendre plus digeste ; c'est-à-dire compréhensible par tous les apprenants et ont également augmenté le volume horaire pour pallier les difficultés spécifiques des apprenants. Ainsi, les étudiants faisaient 15 heures de cours chaque semaine.

Les résultats ainsi présentés montrent la réponse des formateurs des enseignants d'allemand à la situation que la Covid-19 leur a imposée avec la FAD. Ces résultats seront discutés à la vue de leurs différentes implications.

4. Discussion et perspectives

La présente contribution visait à faire ressortir les difficultés rencontrées par les enseignants de Germanistique de l'ENS de Bertoua avec les cours en ligne pendant le confinement et les stratégies mises par eux en place pour les surmonter. De cette recherche empirique, il ressort deux résultats principaux :

- Les enseignants ont été confrontés aux problèmes d'inassiduité des étudiants (due au manque de connexion internet), de coupure d'énergie intempestive et du faible niveau de langue des apprenants ;

- Pour surmonter ces difficultés, les enseignants ont mis sur pied des stratégies. Ils ont réduit le contenu du cours pour le rendre plus digeste, l'ont ramené dans la matinée sachant que les téléphones des étudiants étaient encore chargés, augmenté le volume horaire (15 h/ semaine) et contraint les étudiants à faire des devoirs individuels.

S'agissant de l'application à la base des enseignements, les enseignants questionnés ont indiqué qu'ils ont choisi WhatsApp parce que plus disponible et plus abordable pour les apprenants ; et permettant également la transmission des textes et l'enregistrement d'audios. Considérant ces avantages, les chercheurs en FAD devraient ainsi prendre conscience du potentiel pédagogique que représente l'application WhatsApp.

Sur le plan de la riposte à la Covid-19 à travers la FAD, ces résultats impliquent qu'elle n'a pas été très efficace pour multiples raisons. La FAD a fait face à des obstacles tels que l'accès à l'énergie électrique. Cet état de choses corrobore les résultats d'une étude qui a révélé que seulement 40% de ménages ont accès à l'électricité dans la région de l'Est Cameroun [7]. L'étude a aussi révélé que certains étudiants n'étaient pas assidus au cours car ne pouvant pas souscrire à une connexion internet. L'on est en droit de se demander si la FAD n'a pas augmenté les risques d'échec universitaire. De plus, les enseignants ont été surpris par la pandémie et par conséquent par la formation à distance. Ils n'ont pas été préparés au changement du mode de formation étant habitués jusque-là aux cours en présentiel. La FAD à Bertoua n'a pas été le fruit d'une préparation sérieuse, mais a été importée pour les besoins de l'entreprise d'achèvement universitaire.

Sur le plan de l'implémentation de la FAD à l'ENS de Bertoua, les résultats ont montré que l'école n'est pas encore prête à accueillir ce type de formation car la région de l'Est en général et la ville de Bertoua en particulier souffre encore d'un déficit en énergie électrique. De plus, la FAD qui est aussi conditionnée par une bonne connexion internet n'est pas encore garantie par les étudiants car ces derniers n'avaient pas toujours de l'argent pour souscrire à une connexion internet. Dans ces conditions, il semble difficile d'imaginer l'implémentation optimale de la FAD à Bertoua lorsque la ville fait encore face à des défis technologiques et humains. Les études futures devraient donc s'atteler à rechercher les conditions de réussite de la FAD à l'ENS de Bertoua, du moins concernant la filière allemande.

Notes

1 Allocution préliminaire du Directeur général de l'Organisation Mondiale de la Santé (OMS) lors du point presse sur la Covid-19 - 11 mars 2020.

2 Stratégie gouvernementale de riposte face à la pandémie de coronavirus (Covid-19), déclaration spéciale du 1er ministre, chef du Gouvernement du 17 mars 2020.

3 Projet de riposte d'urgence contre la Covid-19 dans l'enseignement de base au Cameroun, données disponibles sur www.globalpartnership.org.

4 Focus sur les examens : cours de SVTEEBH classe de 3ème – 8 Avril 2020. Données disponibles sur www.crtv.cm.

5 Lettre Circulaire N°/20-00016/MINESUP/SG/IGS/IGA/DDES/DAJ du 21 Mars 2020 relative aux mesures de prévention et de lutte contre le coronavirus (Covid-19) dans l'Enseignement Supérieur.

6 Ce faisant, l'étude est donc quasi-expérimentale. Selon Marx (2012, p. 62), une étude quasi-expérimentale renvoie au choix de probants ou de groupes qui se trouvent déjà sur place. Dans notre étude, il s'agit des formateurs des enseignants d'allemand de l'ENS de Bertoua.

7 Projet de riposte d'urgence contre la Covid-19 dans l'enseignement de base au Cameroun.

Références bibliographiques

Allocution préliminaire du Directeur général de l'Organisation Mondiale de la Santé (OMS) lors du point presse sur la COVID-19 - 11 mars 2020. https://www.who.int.

Béché, E. & Fonkoua, P. (2016). Introduction : Utilité, utilisabilité et acceptabilité de la formation ouverte et à distance en contexte universitaire camerounais. Dans Fonkoua, P. & Béché, E. (dir.). *Les formations ouvertes et à distance au Cameroun. Entre discours et réalités d'innovation* (pp. 11-32). L'Harmattan.

CRTV (2020, 8 Avril). #focus sur les examens : cours de SVTEEBH classe de 3ème – 8 Avril 2020. https://www.crtv.cm

Drissi, M., Talbi, M. & Kabbaj, M. (2006). La formation à distance : un système complexe et compliqué. http://www.epi.asso.fr/revue/articles/a0609b.htm.

Ministère de l'Enseignement Supérieur (2020). Lettre Circulaire N°/20-00016/MINESUP/SG/IGS/IGA/DDES/DAJ du 21 mars 2020 relative aux mesures de prévention et de lutte contre le coronavirus (Covid-19) dans l'Enseignement Supérieur. http://www.minesup.gov.cm.

Marx, N. (2012). Fokus Untersuchungsdesign Grundlagenbeitrag. Dans Doff, S. (Hrsg.). Fremdsprachenunterricht empirisch erforschen. Grundlagen – Methoden – Anwendung (pp. 49-69). Tübingen: Narr Francke Attempto Verlag.

Noah, P. B. (2020). Pandémie à coronavirus (Covid-19). Quel avenir pour l'éducation au Cameroun ? https://Pandémie-à-Coronavirus-Covid-19-quel-avenir-pour-l'éducation-au-Cameroun-.pdf.

Onana, J. C. (2020). Etat des lieux et bref aperçu des effets socio-économiques potentiels de la pandémie du Covid-19 au Cameroun. https:// hal.archives-ouvertes.fr/hal-02659445.

Perriault, J. (1996). Formation à distance et culture scientifique et technique. *Alliage*, (29-30). http://www.tribunes.com/tribune/alliage/29-30/perr.htm.

République du Cameroun (2020). Projet de riposte d'urgence contre la Covid-19 dans l'enseignement de base au Cameroun. https : 2020-07-requete-financement-accelere-covid-19-document-programme-cameroun-mai.pdf.

Présidence de la République du Cameroun (2020) Stratégie gouvernementale de riposte face à la pandémie de coronavirus (Covid-19), déclaration spéciale du 1er ministre, chef du Gouvernement du 17 mars 2020. https://www.prc.cm.

Université du Québec à Trois-Rivières (2013). Politique de la formation à distance. https://oraprdnt.uqtr.uquebec.ca/vrsg/Reglementation/108.pdf

Droit à l'éducation face à la pandémie de COVID-19 : le défi de l'enseignement à distance au Cameroun.

MANDENG Guy Armand
Doctorant, Faculté des sciences de l'éducation, Université de Yaoundé 1
BP 377 Yaoundé (Cameroun);
g.mandeng@yahoo.fr

TONYE NKOT André
Professeur de l'enseignement normal 2e grade, ENIEG de Yabassi,
Doctorant en intervention et action communautaire,
Faculté des sciences de l'éducation, Université de Yaoundé 1.
tonye.ledieu@gmail.com

Résumé

La présente contribution questionne le droit à l'éducation en temps de Covid-19 d'une part et d'autre part, elle examine la faisabilité de l'enseignement à distance au Cameroun. L'étude se base sur les récits de six répondants des établissements d'enseignement secondaire de la ville de Yabassi. L'analyse de contenu révèle un sentiment de privation du droit à l'éducation et un retard déplorable quant à la mise en œuvre effective de l'enseignement à distance au Cameroun. Il en ressort que le gouvernement camerounais devrait être avant-gardiste en investissant davantage dans le e-learning afin de le rendre efficace pour l'avenir.

Mots clés: éducation, pandémie, e-learning, Covid-19.

Abstract
This study questions on the one hand, the right to education in times of Covid-19 and on the other hand, it examines the feasibility of the e-learning in Cameroon. The study is based on the life stories of six participants from secondary schools in Yabassi town. The content analysis reveals a feeling of privation of the right to education and a deplorable delay in the effective implementation of e-learning

Cameroon. It emerges that the Cameroonian government should invest more in e-learning to make it effective for the future.

Keywords: education, pandemic, e-learning, Covid-19

Introduction

D'après l'OMS (2018, p. 2), une pandémie est « *la propagation d'une nouvelle maladie à l'échelle mondiale* ». Les pandémies, surtout grippales sont imprévisibles. Elles surviennent lorsqu'un nouveau virus grippal apparait et se propage dans le monde entier, en l'absence d'immunité pour la grande majorité de la population. Ce sont pourtant des événements récurrents qui peuvent avoir des impacts considérables sur plusieurs aspects de notre vie. Ainsi, si le nouveau coronavirus (Covid-19) constitue avant tout un problème de santé publique majeure, il est plus admis que ses répercussions sur l'éducation sont énormes, majoritairement en conséquence de la fermeture prolongée des écoles.

Les fermetures d'écoles dues au Covid-19 ont affecté plus d'un milliard d'élèves (UNESCO, 2020). Au Cameroun comme dans la plupart des pays touchés, cette mesure barrière est un pilier important de la distanciation sociale qui vise à réduire la propagation de la maladie et à éviter une envolée du nombre de cas. Cependant, nous savons en réalité qu'une interruption prolongée des services d'éducation entraine d'autres effets quant à la survie de l'année scolaire ou académique. Elle porte atteinte à l'un des droits fondamentaux de l'homme qu'est l'éducation. De même, elle peut avoir un coût encore plus élevé en ce qui concerne les élèves ayant des difficultés d'apprentissage (scolaires, socioéconomiques, élèves ayant des besoins éducatifs spéciaux divers ou personnes en situation de handicap). Il sera difficile, et nous le savons bien, pour cette catégorie d'apprenants de s'adapter aux stratégies d'apprentissage à distance voire qu'ils n'auront aucun accès à ces apprentissages. Sans prétendre être exhaustif, une autre conséquence est que, dans les écoles secondaires par exemple, la fermeture–prolongée sont susceptible d'accroître le risque d'abandon scolaire chez les jeunes, en particulier dans les groupes dont les conditions socioéconomiques ne sont pas les meilleures.

Finalement, la fermeture des écoles remet surtout à l'ordre du jour la question de l'enseignement à distance (EAD) dans les pays qui ne disposent pas d'arsenal nécessaire pour sa mise en œuvre ou qui n'ont pas entrepris plus tôt des reformes dans ce sens. C'est le cas du Cameroun qui, pour essayer d'assurer une continuité en termes d'éducation, a opté pour ce type d'enseignement en proposant comme canaux : la radio et la télévision nationale et d'autres plateformes numériques (telle que WhatsApp, Télégram…). Seulement, ce recours à l'EAD requiert l'accès et des connaissances en technologies de l'information et de la communication (TIC). Or l'on sait que la plupart des apprenants et des enseignants n'ont pas toujours accès aux outils numériques adéquats ou ne disposent pas de compétences en TIC. Aussi, il se pose un problème de couverture du réseau mobile et électrique qui fait que certaines zones du pays soient défavorisées.

Pour toutes ces raisons, plusieurs questions sont à la base de cet article : Que vaut le droit à l'éducation au Cameroun en période de Covid-19 ? L'enseignement à distance comme solution alternative à la fermeture des écoles au Cameroun est-il possible dans un pays visiblement en retard sur divers plans nécessaires à la réussite d'une telle approche d'enseignement et où certains enseignants et apprenants présentent des lacunes vis-à-vis de cette pratique ? Dès lors, notre propos tout au long de cette contribution s'articule autour des aspects que soulèvent les questions sus-posées. Ainsi, notre texte propose dans son premier titre, une problématique (1), ensuite nous précisons la méthodologie à laquelle nous avons fait recours (2), enfin, la présentation et la discussion des résultats.

1. Problématique de l'étude

« *Sans éducation, les enfants seront aux prises avec un avenir dépourvu d'espoir* » (UNICEF, 2019, p. 2). Il est plus qu'évident que la vie d'un enfant non scolarisé propose difficilement un avenir certain. C'est à la limite, une tragédie faite de potentiel gâché et même, d'opportunités manquées : l'enfant ne pourra peut-être jamais exprimer ses capacités intrinsèques quand on sait que l'école participe, à fort taux, au développement des compétences d'un individu. L'éducation au-delà d'être un droit fondamental pour tous, est une nécessité dirait-on indispensable. Ainsi, dans un monde faisant face à la pandémie à coronavirus, l'éducation ne peut en aucun cas être considérée comme facultative : elle constitue une nécessité et une question de survie. L'éducation est un droit fondamental pour tout individu. Dans cette logique, aucun aléa ne devrait être un frein pour l'école. Dès lors, malgré la pandémie de Covid-19, les enfants doivent avoir la possibilité d'acquérir les compétences, les connaissances, les valeurs et les aptitudes nécessaires pour devenir des adultes responsables, actifs et productifs.

Nous sommes tout à fait conscients que les risques de contamination à une pandémie comme celle du coronavirus engendrent la peur au sein des populations. Les Etats se trouvent obligés de fermer les écoles, contraignant ainsi les apprenants à rester à la maison, se trouvant dans l'impossibilité d'accéder aux apprentissages en présentiel. Mais, en ces temps qu'on peut qualifier de désespérés, des approches innovantes peuvent fournir des solutions. Aujourd'hui, le Covid-19 nous a appris que si la salle de classe traditionnelle demeure préférable, ce n'est pas le seul lieu où des activités d'apprentissage peuvent se dérouler. Le confinement imposé par la flambée de la pandémie à coronavirus remet en question le fameux triangle pédagogique (l'enseignant, l'apprenant, le savoir) de Houssaye (1986) qui tend à être mis en congé dans un tel contexte et force en même temps plusieurs pays touchés par le coronavirus à recourir à l'EAD. C'est le cas du Cameroun. En effet, l'obligation pour l'Etat d'assurer son devoir régalien s'est fait sentir. D'ailleurs, la loi fondamentale de la République du Cameroun le consacre en ces termes : « *L'État assure à l'enfant le droit à l'instruction. (...). L'organisation et le contrôle de l'enseignement à tous les degrés sont des devoirs impérieux de l'État* » (Assemblée Nationale du Cameroun, 2008). Pour rester en droite ligne avec cette disposition, l'État a pris des mesures alternatives assurant tant bien que mal la continuité de l'école. L'enseignement à distance s'est donc imposé comme solution alternative afin d'éviter une année blanche.

L'Enseignement A Distance (l'EAD) peut se comprendre ici au sens des Formations Ouvertes A Distance (FOAD) dont Karsenti et Collins (2011, p. 494) reprenant des propos de l'UNESCO (2006), définissent comme « *une démarche qui vise à élargir l'accès aux services éducatifs et de formation en permettant aux apprenants de franchir les obstacles que représentent l'espace et le temps et en proposant des modalités d'enseignement souples aux individus comme aux groupes d'apprenants* ». Le potentiel éducatif de l'apprentissage en ligne revêt un intérêt tout particulier en Afrique et au Cameroun particulièrement. L'EAD est en effet perçu comme une alternative intéressante aux difficultés liées à l'enseignement en présentiel. Ses modalités pédagogiques permettent d'accueillir un plus grand nombre d'étudiants pour un coût moins élevé que le présentiel (Brossard & Foko, 2007). C'est peut-être pour ces raisons que le Cameroun, pour contourner le « stay at home » imposé par la crise sanitaire à coronavirus a opté pour cette approche d'enseignement en mettant à profit la chaîne nationale (CRTV) et bien d'autres canaux numériques qui ont été mobilisés pour la circonstance. Toutefois, il nous semble plutôt déplorable de constater que c'est seulement en cette période de crise que l'on a vu le Cameroun et la majorité des pays d'Afrique subsaharien expérimenter cette approche d'apprentissage en ligne pourtant en plein essor dans les pays avancés. Cependant, notre débat dans le cadre de cet article ne se situe pas à ce niveau qui questionne la dimension temporelle de l'emploi du e-learning. Mais, notre préoccupation en plus d'interroger le droit à l'éducation en temps de crise, questionne aussi la réussite d'une approche innovante qui se trouve confrontée entre autres à des difficultés au niveau de l'équipement informatique, du réseau électrique et de communication, de l'organisation et des compétences. Sommes-nous prêts à proposer l'enseignement à distance aux apprenants camerounais (au niveau secondaire particulièrement) de manière satisfaisante ? ou encore les conditions d'usage véritable de cette pratique sont-elles mobilisées en contexte camerounais ?

Nous savons, en effet que malgré l'insuffisance des dispositifs de TICE et de l'EAD dans les pays africains en général et au Cameroun en particulier, « *les apprenants, motivés par le désir de savoir, s'approprient, tant bien que mal, par leurs propres moyens les TIC qu'ils demandent avec acharnement* » (Tonye, 2010 p. 73). Seulement, ce n'est pas suffisant. Les conditions socioéconomiques peu favorables pour certains apprenants (voire certains enseignants) ne leur permettent pas d'accéder à ces outils informatiques. Aussi, ceux qui les possèdent n'ont parfois pas de véritables compétences en la matière ou se trouvent confrontés à un défi lié à l'inégalité dans la couverture des réseaux électriques et de communication indispensables à l'usage du matériel adéquat. Ainsi, les éléments liés aux conditions de succès de l'enseignement à distance mettent en avant le caractère contextuel (Barteit et al., 2019). En effet, il est important de prendre en compte les éléments socioéconomiques et culturels des apprenants et des formateurs (Njenga, 2018).

Les pays d'Afrique au sud du Sahara en général et singulièrement le Cameroun, ont de réelles difficultés pour une pratique véritable de l'EAD. Le Programme International pour le Suivi des Acquis des élèves relevait déjà, lors d'une enquête, la faiblesse des dispositifs et de la culture de l'enseignement à distance dans les pays d'Afrique (PISA, 2018). Dans la même veine, la Banque Mondiale, en se basant sur le rapport PISA 2018, essaie de tirer l'attention sur les inégalités qui pourraient se créer à travers l'emploi du E-learning dans les pays les moins avancés (Banque Mondiale, 2020). Comme nous l'avons précédemment souligné, la mise en œuvre de l'EAD en contexte camerounais se heurte à un certain nombre de facteurs limitants. Des études réalisées précédemment en rapport avec la question du succès de l'enseignement en ligne dans les pays dits sous-développés, relèvent quant aux facteurs de réussite de cette approche, des éléments spécifiques tels que : la capacité des utilisateurs, le degré de préparation des établissements d'enseignements, l'existence au préalable d'une plateforme efficace d'apprentissage en ligne, la détention par les enseignants des compétences techniques et pédagogiques pour réaliser l'enseignement à distance (Bronfman, 2003; Masrom et al., 2008 ; Lassoued et Hofaidhllaoui, 2013 ; Aparicio et al, 2016, Barteit et al., 2019).

Pourtant, le recours à la télé-éducation et au e-learning comme solutions à la fermeture des écoles présentent des limites énormes. En fait, au Cameroun, certaines modalités incontournables pour l'emploi du E-learning se trouvent encore bien loin des espérances. Dans son article intitulé *« la continuité de l'école par temps de COVID-19 »,* Taptue (2020) a relevé des éléments constituant un frein au déploiement de l'EAD qui nous paraissent tout à fait pertinents, à savoir :

– le taux de couverture du territoire en énergie électrique (environ 62% en 2017 avec un Indice de Satisfaction Clientèle 67% (ENEO, 2018) ;

– le taux de couverture de la télévision nationale sur l'ensemble du territoire ;

– le taux d'accès à Internet des populations camerounaises (35,64% en 2017) ;

– le taux d'accessibilité des élèves aux équipements nécessaires (téléviseur, téléphone androïde, ordinateur) en plus en confinement à domicile ;

– la spécificité des différents ordres d'enseignement qui n'ont pas les mêmes facilités de déploiement à distance sur le terrain. (Cas des télé TP et autre TP virtuel en formation professionnelle).

– l'inégalité des moyens de gestion du confinement et de maitrise de ses éventuels effets pervers.

L'auteur questionne également la faisabilité de l'apprentissage en ligne pour l'enseignement technique et professionnel qui : *« requiert ateliers, laboratoires, des machines, des outils, de bonnes pratiques, d'efficaces complicités, pour une pratique dévouée et enthousiasmante du métier par temps d'urgence.* » (Taptue, 2020 p. 3). Pour nous également, c'est un réel problème qui s'invite à la table des débats pour l'implémentation réussie de l'EAD.

Au regard du chapelet plutôt long des limites à l'emploi de l'EAD que soulève les paragraphes précédents, il se pose d'une part, un problème d'adaptation des enseignants et des apprenants à cette approche d'apprentissage innovante. D'autre part, on peut s'interroger sur la disponibilité du matériel et d'infrastructures informatiques et électriques nécessaires à la mise en œuvre aboutie de l'enseignement à distance au Cameroun.

2. Méthodologie

Bien que les difficultés de déploiement de l'enseignement à distance au Cameroun soient presque les mêmes dans tous les ordres d'enseignement, notre étude s'est intéressée particulièrement au niveau secondaire de l'enseignement général et de l'enseignement technique dans la ville de Yabassi, chef-lieu du département du Nkam. Nous avons, en effet, ciblé les enseignants et les élèves en classe d'examen de quatre établissements d'enseignement secondaire de ladite ville : un lycée d'enseignement technique, un lycée bilingue, un lycée technique professionnel et agricole ainsi qu'une école normale d'instituteurs de l'enseignement général. Notre choix a été motivé par le fait que Yabassi est une zone caractéristique des insuffisances à la mise en œuvre du e-learning au Cameroun tel que le relève notre problématique.

Notre échantillon était constitué de quatre (04) élèves et deux (02) enseignants desdits établissements sélectionnés par la méthode du choix raisonné qui consiste à choisir certains individus en fonction d'un trait caractéristique (Fortin, 2006). Ainsi, nous nous sommes assurés que les participants sélectionnés soient dans une classe d'examen (pour les élèves) et tiennent une classe d'examen (pour les enseignants).

L'étude obéit essentiellement à une approche qualitative. Ainsi, la collecte des données s'est faite à travers des entretiens semi-directifs. A cet effet, deux guides d'entretien ont été élaborés et adressés aux élèves et enseignants des établissements sélectionnés. L'analyse de contenu des informations obtenues lors des différents entretiens nous a permis d'aboutir aux résultats que nous présentons dans la section suivante.

3. Résultats

Les résultats auxquels nous sommes parvenu après analyse du contenu des discours des différents participants à l'étude sont présentés en fonction des thématiques suivantes : sentiment de privation du droit à l'éducation, accessibilité aux équipements et aux dispositifs mobilisés pour assurer la continuité de l'école, les compétences d'usage des outils TIC, la transmission et l'appropriation des connaissances en mode enseignement à distance.

3.1. Sentiment de privation du droit à l'éducation

Le confinement décrété par l'Etat Camerounais en fin mars 2020 en riposte à la pandémie à coronavirus a été vécu comme une limitation des droits humains en général par l'ensemble de la population camerounaise et du droit à l'éducation pour les apprenants. Elèves et étudiants ont été soumis à la loi du « stay at home ». Chez certains élèves, on leur privait ainsi de l'un des droits fondamentaux. Alice, élève au lycée bilingue de Yabassi raconte : « *je ne comprenais rien, on nous demande de rester à la maison au mois de mars alors que nous préparons un examen ? (...) je me suis dit que l'on ne voulait plus que je termine mon année scolaire et que je puisse obtenir mon Bacc, pourquoi on veut me priver de cela ? ».* Dans le même sens, Adalbert, élève en classe de terminale F4 au lycée technique de Yabassi nous dit : « *quand mon oncle m'a annoncé qu'il venait de lire à facebook que les élèves doivent rester à la maison jusqu'à nouvel ordre, j'ai cru qu'il mentait et j'ai alors écouté le journal qui m'a confirmé et (...) j'étais fâché parce que mes parents avaient payé de l'argent pour que j'aille à l'école, comment on me demande de rester à la maison alors j'ai droit à l'éducation ? ».*

Ces deux discours suffisent pour comprendre que les élèves ont eu une impression de privation du droit à l'éducation. Le gouvernement et certains établissements ont donc essayé de proposer des solutions alternatives pour assurer la continuité de l'école. Toutefois, ces solutions se sont heurtées à un certain nombre de difficultés évoquées dans notre problématique et dont les différents discours des répondants à l'étude confirment. La suite de nos résultats en est une illustration.

3.2. Accessibilité aux équipements et dispositifs mobilisés pour assurer l'EAD

Notre travail fait remarquer des inégalités quant à la possession des outils Tics adéquats d'un élève à un autre. Ceci était lié soit à une situation socio-économique précaire, soit à la discipline familiale qui en interdit la possession. A ce sujet, deux répondants sur quatre ont affirmé qu'ils ne possédaient ni de smartphone ou téléphone Android, ni d'ordinateur. Ce qui ne leur a pas permis de suivre réellement les cours à distance malgré leur effort qui consistait à emprunter le téléphone d'un proche. Luc, élève en classe de première déclare : « *Chez nous les parents nous interdisent l'utilisation du téléphone, nous qui sommes encore au Lycée et ils n'ont d'ailleurs pas l'argent pour m'acheter un téléphone de 40 000 F (...) ».* À cela s'ajoute un problème lié à l'accès aux forfaits internet de qualité qui sont relativement couteux au Cameroun. En effet, malgré la possession d'un smartphone ou d'un ordinateur par certains répondants, ceux-ci peinent à obtenir des forfaits internet à la hauteur du déploiement numérique que requiert l'EAD. Fabrice, enseignant explique : « *Travailler en vidéoconférence demande d'avoir une grande quantité de données de connexion et l'Etat n'a pas prévu un ajout dans nos salaires pour cela. Du coup, ce n'est pas évident de dépenser 10 000 f pour internet (...) nos élèves s'en plaignent aussi ».*

L'étude a également révélé que la situation géographique dans laquelle se trouvaient 66,66% (soit 4 sur 6) de nos répondants à un moment donné durant cette période de confinement ne leur était pas favorable. L'instabilité des réseaux électrique et /ou internet et l'absence totale de ces deux réseaux primordiaux à l'emploi de l'EAD sont des facteurs limitants évoqués par les uns et les autres. Un enseignant affirme lors de nos entretiens : « *(...) Au début du confinement, j'étais dans mon village où nous n'avons pas accès au courant électrique, le réseau internet même est quasi inexistant. Il a fallu que je rentre en ville pour pouvoir transmettre mes leçons via internet à mes élèves ».* De plus, les répondants ont affirmé à l'unanimité que la ville de Yabassi souffre beaucoup du problème d'électricité avec des coupures fréquentes.

3.3.Compétences d'usage des outils TIC

Le recours à l'EAD requiert une certaine maîtrise des technologies de l'information et de la communication. En effet, le e-learning intègre une instrumentation technologique supplémentaire à ce que propose les cours en présentiel et demande par conséquent la maîtrise de cette instrumentation. Or au Cameroun, la présence timide des formations en matière du e-learning TIC tend à limiter le développement des compétences technologiques des élèves et des apprenants. Dès lors, il nous a été donné de constater lors de notre étude une non maitrise ou peu des outils TIC. Si tous les répondants ont déclaré pouvoir se servir assez correctement d'un poste radio, d'un téléviseur et/ ou d'un téléphone androïde ce n'est pas le cas pour l'ordinateur (portable ou de bureau). Mariette, élève avoue : « *Je peux démarrer et éteindre un ordinateur, mais dès qu'il s'agit de le manipuler c'est un peu difficile ».* Ce discours est presque le même chez tous les élèves interviewés.

3.4.Transmission et appropriation des connaissances

Il est évident que le cadre d'apprentissage et les méthodes d'enseignement en présentiel ne sont pas les mêmes pour l'apprentissage en ligne. Ce dernier demande une certaine adaptation pour les enseignants et les apprenants qui l'expérimentent encore dans le contexte camerounais. Dès lors, les résultats de notre enquête ont révélé une faible appropriation des connaissances par les élèves et une difficulté de transmission des connaissances par les enseignants. En fait, la majorité des élèves participant à l'étude affirme que la capacité d'assimilation des cours à distance reste faible par rapport à la salle de classe. C'est le cas de Mariette. Cette élève déclare : « *je n'arrivais pas à bien comprendre les leçons qui nous étaient données en ligne alors qu'en classe je comprends facilement car l'enseignant est là avec nous et il réexplique souvent lorsque nous ne comprenons pas.* »

De leur côté, les enseignants pensent que la transmission de connaissances à distance est bien plus difficile par rapport au cours en présentiel. L'un d'eux explique : « *Moi par exemple, je suis un enseignant de génie civil et il m'était difficile d'expliquer un cours pratique via WhatsApp à mes élèves car il n'y a pas d'interactivité (...) lorsqu'il s'agit, par exemple, de leur montrer comment utiliser le niveau à bulle d'air, ça devient compliquer* ».

4. Discussion

Globalement les résultats que nous venons de présenter, suite à cette étude réalisée à Yabassi, témoignent du retard en matière du e-learning en Afrique en général et au Cameroun en particulier. Nos résultats se trouvent confortés par Karsenti et Collin (2011, p. 494) qui, dans leur étude sur les formations ouvertes à distance en contexte africain, déclaraient déjà que : « *Le développement des FOAD est (...) confronté à des difficultés au niveau de l'équipement informatique, de l'organisation et des compétences professionnelles* ». En ce qui concerne le sentiment de privation du droit à l'éducation suite au confinement imposé par la crise sanitaire liée au coronavirus, nous pouvons dire que c'est une réalité. Il est certes vrai que l'EAD comme mesure alternative proposée par le gouvernement visait à rétablir les élèves et étudiants dans leur droit. Cependant, il existe de fortes variations en fonction du niveau de revenu en ce qui concerne l'accès à la connectivité et à différents types d'appareils et, par exemple, la possibilité d'assurer l'accessibilité pour les élèves en situation de handicap. Pour nous, l'éducation est un droit fondamental pour tout enfant dont aucune raison ne devrait constituer un facteur limitant. C'est également ce que pense une étude réalisée par l'Unicef en 2019 :

« *L'éducation ne peut en aucun cas être considérée comme facultative : elle constitue une nécessité et une question de survie* » (Unicef, 2020, p. 2).

L'EAD consiste en une utilisation systématique de la technologie multimédia dans le but de fournir une autonomie dans l'accès aux ressources et l'apprentissage (Ben-Romdhane, 2010). L'accent ici est donc mis sur le fait que la formation s'appuie essentiellement sur les TIC (Sambrook, 2003). Dès lors, la question de l'accessibilité aux équipements et dispositif nécessaires à l'emploi de ce type d'enseignement mérite d'être posée. A ce sujet, notre étude s'inscrit dans la lignée des précédents travaux sur le E-learning qui ont analysé les moyens technologiques utilisés pour sa mise en œuvre, les facteurs clés de succès d'une démarche d'enseignement à distance (Bronfman, 2003). En effet, comme le démontrent nos résultats, les éléments liés aux conditions de succès de l'enseignement à distance mettent en avant le caractère contextuel (Barteit *et al.*, 2019). Nous avons observé cette difficulté liée parfois à la situation géographique car certaines zones du Cameroun sont défavorisées en ce qui concerne la disponibilité des réseaux électrique et internet. Aussi, nous sommes allé dans le même sens que les travaux de Njenga (2018) qui prescrivent de prendre en compte la situation socioéconomique des apprenants et des enseignants dans la numérisation des enseignements-apprentissages. Notre étude relève également un autre souci qu'il faudrait corriger ; celui « *du dysfonctionnement ou de la vétusté du matériel technologique, lorsqu'il est accessible* » (Karsenti & Collins, 2011, p. 496).

En plus de l'accessibilité aux infrastructures et à la connectivité, le degré de maîtrise des outils et des processus par les enseignants et les apprenants constituent également des facteurs clés de la prestation de l'enseignement à distance au Cameroun. En effet, notre travail relève la nécessité d'accompagner les enseignants et les apprenants dans le cadre de l'enseignement à distance. Car en contexte camerounais en particulier et africain en général, le passage de l'enseignement en présentiel à l'enseignement en ligne se heurte à la « *distance technique : ce type de distance renvoie à la maîtrise des technologies nécessaires au suivi d'une FOAD* » (Karsenti & Collins, op.cit., p. 496). Il faudrait donc que les enseignants et les apprenants puissent au préalable se familiariser avec la technologie inhérente à l'emploi du e-learning. Les travaux de Gil (2000) confortent bien notre point de vue. L'auteur pense qu'il faut prendre en compte les enjeux liés au changement en amont du processus de l'EAD, notamment ceux liés à la technologie (Aparicio et al, 2016).

En outre, l'EAD pose un problème pédagogique lié à transmission et à l'appropriation des connaissances. Comme le démontrent nos résultats, il faut reconnaitre qu'il peut se produire chez apprenants une certaine frustration due à l'absence de relations (physiques/directes) humaines. L'appropriation des enseignements devient difficile. De fait, l'apprentissage en ligne peut quelquefois être limitant pour les apprenants désireux d'avoir un espace où résoudre leurs doutes ou mettre leurs connaissances en pratique à travers des outils physiques. Dans un contexte camerounais où le recours obligé au e-learning, suite au confinement généralisé, n'a pas été préparé il devient encore plus compliqué. Nous savons en effet que la prestation de l'enseignement à distance entraine une modification des contenus pédagogiques et des méthodes d'enseignement-apprentissage et l'adaptation est souvent difficile en raison du manque de formation et d'organisation. De même, il est difficile, et nous le savons bien, pour une certaine catégorie d'apprenants (élèves ayant des besoins éducatifs spéciaux divers ou personnes en situation de handicap) de s'adapter aux stratégies d'apprentissage à distance voire ils n'auront aucun accès à ces apprentissages. Ainsi, il est possible de penser qu'une prise en compte des caractéristiques individuelles des élèves et une introduction approfondie au fonctionnement technique des plateformes de l'EAD et aux formules pédagogiques utilisées permettrait de réduire d'emblée cette difficulté d'adaptation (Karsenti & Collins, 2011).

Conclusion

Manifestement, le contexte de confinement généralisé à cause de la pandémie à coronavirus nous a permis d'observer la capacité d'un pays de l'Afrique subsaharienne (à l'occurrence le Cameroun) à assurer la continuité de l'école par le recours de l'enseignement à distance. Nous nous sommes non seulement intéressé à la disponibilité des équipements technologiques de qualité et à leur accessibilité par les acteurs de l'école, mais aussi à l'organisation et aux compétences nécessaires à la prestation du e-learning. Dès lors, au terme de cette étude menée à Yabassi, une ville du littoral camerounais, nous avons constaté un sentiment de privation du droit à l'éducation durant la période de confinement mais surtout un retard déplorable quant à la mise en œuvre effective de l'enseignement à distance. Que ce soit au niveau infrastructurel, de l'organisation du processus ou des compétences requises pour le e-learning, des efforts restent à fournir. Nous soutenons en définitive que le Cameroun doit, face aux crises comme celle du coronavirus, savoir mettre à profit l'enseignement à distance et profiter de l'impulsion créée par celles-ci pour s'engager résolument dans une nouvelle phase de préparation consistant à investir dans le e-learning et à le renforcer pour l'avenir. Car comme le suggère Fonkoua (2006), la formation à distance basée sur les TIC demeure une voie d'avenir.

Références bibliographiques

Aparicio, M., Bacao, F., & Oliveira, T. (2016). An e-learning theoretical framework. (1), 292-307.

Assemblée Nationale du Cameroun. (2008). Loi n°96/06 du 18 janvier 1996 ; Portant révision de la Constitution du 02 juin 1972, modifiée et complétée par la loi n°2008/001 du 14 avril 2008. http://www.assnat.cm/images/La_Constitution.pdf

Barteit, S. et al. (2019). E-learning for medical education in Sub-Saharan Africa and low-resource settings. *Journal of medical Internet research, 21*(1).

Bronfman S. (2003). Facteurs de succès dans la mise en œuvre de projet e-learning : une recherche-action ». Actes du 8ème colloque de l'AIM,22-23 mai, 2003.

Brossard, M., & Foko, B. (2007). Coûts et financement de l'enseignement supérieur en Afrique francophone. Série Développement humain de la région Afrique. Banque mondiale. http://siteresources.worldbank.org/INTAFRREGTOPEDUCATION/Resources/444659-1210786813450/Enseignement_superieur_cout_financement_fr.pdf

ENEO, C. (2018). *Pas à pas ENEO transforme le service électrique*. Yaoundé.

Fonkoua, P. (2006). *Quels futurs pour l'éducation en Afrique ?* Paris : L'Harmattan.

Fortin, M. F. (2006). *Fondements et étapes du processus de recherche*. Montréal.

Gil, P. (2000). *E-formation : NTIC et reengineering de la formation professionnelle*. Edition Dunod.

Houssaye, J. (1988). Le triangle pédagogique. Berne : Peter Lang

Karsenti, T. & Collin, S. (2011). Les formations ouvertes à distance, leur dynamique et leur contribution en contexte africain. Dans D&S – 9/2011. Où va la distance ? (493 - 514).

Lassoued, T. & Hofaidhllaoui, M. (2013). Les déterminants de l'acceptation de l'E-learning : étude empirique au sein de la poste, Management Prospective Ed. | *Management et avenir*, 60(2) | p 139-156.

Njenga, J. K. (2018). Sociocultural paradoxes and issues in e-learning use in higher education Africa. Globalisation. Societies and Education, 16 (1), 120-133.

Organisation Mondiale de la Santé. (2018). Aide-mémoire pour la maîtrise des risques liés à une pandémie de grippe et son impact : développer la capacité de riposte à une pandémie. Genève, Organisation mondiale de la Santé.

Taptue, P. C. (2020). La continuité de l'école par temps de COVID-19. http://covid-19-cameroon.org/la-continuite-de-lecole-par-temps-de-covid-19.

Tchuente, M & Tsapi, V. (2019). Impact des éléments de service sur la satisfaction des apprenants en formation continue : cas d'un projet d'introduction du « blended learning. Recherches en sciences de gestion, 134 (5), 111-131.

Tonye, E. (2010). Modélisation d'un dispositif pour la formation ouverte et à distance dans les pays africains subsahariens. frantice.net, (2). https://www.frantice.net

Fond Des Nations Unies Pour L'enfance. (2019). L'éducation en péril en Afrique de l'Ouest et centrale. *UNICEF-SOS Enfants*, 18(2).https://www.unicef.org

Déterminants de l'acceptation de la plateforme Moodle par les élèves des établissements d'Enseignement Secondaire Général la ville de Yaoundé au Cameroun

Pr. DJEUMENI TCHAMABE Marcelline,

Maître de Conférences, Ecole Normale Supérieure de Yaoundé, Université de Yaoundé I, Cameroun
marcelline.djeumenitchamabe@gmail.com

1. **NOUMI NZOUAWA Flora**, Conseillère d'Orientation, Université de Yaoundé I, Cameroun floranoumi@yahoo.fr

Résumé

La crise sanitaire due au Covid-19 a entrainé une rupture avec les méthodes traditionnelles d'apprentissage dans l'enseignement secondaire suite à la mise en œuvre dans l'urgence des FOAD en général et l'enseignement à travers la plateforme Moodle en particulier. Sachant que la viabilité des FOAD passe d'abord par la viabilité de leur appropriation et de leur utilisation (Houze & Meissonier, 2004), cette étude a pour objectif de documenter les facteurs influençant l'acceptation de la plateforme Moodle, afin de faciliter la mise en œuvre de cette plateforme dans d'autres établissements. L'analyse de régression linéaire simple et multiple a révélé que les construits « convenance au travail », « démontrabilité des résultats », « normes subjectives », « support organisationnel » et « l'assistance technique » influencent fortement l'acceptation de la plateforme Moodle.

Mots clés : FOAD, e-learning, acceptation des technologies, plateforme Moodle, Modèle d'acceptation de la technologie

Abstract

The health crisis due to Covid-19 has led to a break with traditional learning methods in secondary education following the urgent implementation of e-learning in general and teaching through the Moodle platform in particular. Knowing that the viability of e-learning goes first through the viability of their appropriation and use (Houze & Meissonier, 2004), this study aims to document the factors influencing the acceptance of the Moodle platform, in order to facilitate the implementation of this platform in other establishments. Simple and multiple linear regression analysis revealed that the constructs 'suitability for work', 'demonstrability of results', 'subjective norms', 'organizational support' and 'technical assistance' strongly influence Moodle platform acceptance..

Keywords: e-learning, technology acceptance, Moodle platform, technology acceptance model

1. Introduction

Dès la fin de l'année 2019, toute la planète est affectée par la pandémie due au coronavirus avec un impact non négligeable sur tous les secteurs d'activité, y compris celui de l'éducation et de la formation. Au Cameroun, la riposte à la covid-19 s'est soldée par la fermeture de tous les établissements publics et privés de formation relevant des différents ordres d'enseignement, y compris des établissements d'enseignement secondaire général, à partir du 18 mars 2020 (Déclaration du premier ministre au soir du 17 mars 2020) jusqu'au 31 mai 2020 (Déclaration spéciale du Premier Ministre le 15 mai 2020 fixant les modalités de réouverture des écoles le 1er juin 2020). C'est la raison pour laquelle l'Etat et les établissements scolaires ont saisi l'opportunité offerte par les FOAD pour assurer la continuité pédagogique, afin de permettre à chaque élève de poursuivre ses apprentissages sans rupture pénalisante entre la fin d'une année scolaire et la suivante (Frau-Meigs, 2020). En effet, le droit de toute personne à l'éducation reste acquis, même en situation d'urgence (INEE, 2004). Il trouve sa légitimité dans plusieurs textes et conventions internationales (Convention relative aux droits de l'enfant, Cadre d'action de Dakar sur l'Education pour tous (EPT), Déclaration d'Incheon et Cadre d'action pour la mise en œuvre de l'Objectif de Développement Durable 4).

Pour la première fois, les élèves du secondaire ont été soumis au e-learning et la plateforme Moodle (Modular Object-Oriented Dynamic Learning Environment) a été mise à contribution dans certains établissements scolaires. Il s'agit d'un logiciel libre basé sur le code PHP et qui fait appel à la base de données MySQL (Tonye, 2010). Certains établissements ont vanté un taux de participation de l'ordre de 86% avec la plateforme Moodle (Taptue, 2020), ce qui est un atout non négligeable si l'on veut étendre l'utilisation de cette plateforme à d'autres établissements d'enseignement secondaire. L'acceptabilité étant un des enjeux majeurs des innovations technologiques (Bobillier-Chaumon, 2016), il devient important d'anticiper les résistances potentielles des utilisateurs (Meissonier et al., 2007). Ainsi, par la documentation des facteurs susceptibles d'influencer l'acceptation de la plateforme Moodle, il sera possible d'agir sur les conditions d'implémentation afin d'influencer positivement l'acceptation de cette plateforme lors des implantations ultérieures (Venkatesh & Davis, 2000).

2. Approche conceptuelle

2.1 L'acceptation

Selon Bobillier-Chaumon & Dubois (2009), l'acceptation technologique peut être considérée comme « *le déploiement d'un ensemble des conduites réelles d'adoption mises en œuvre par l'individu et/ou un collectif, dans le cadre des activités effectives au sein de l'organisation. L'acceptation se présente donc comme la façon dont un individu, mais aussi un collectif, une organisation perçoivent au gré des situations quotidiennes les enjeux liés à ces technologies (atouts, bénéfices, risques, opportunité) et y réagissent (favorablement ou non)* ».

L'étude ne se fait plus en situation décontextualisée comme dans le cas de l'acceptabilité où l'individu développe des attitudes en fonction de ses représentations de la technologie. Dans le cadre de l'acceptation, l'individu interagit effectivement avec la technologie et par des processus socio cognitifs, il se fonde une opinion pragmatique sur le maintien ou non de l'usage.

De même que plusieurs auteurs à l'instar de Bobillier-Chaumon (2016), Bobillier-Chaumon & Dubois (2009) associent respectivement l'acceptabilité et l'acceptation à l'usage de la technologie, Rogers (2003) associe l'adoption de la technologie à son l'utilisation. Ainsi, l'utilisation ou l'usage serait l'équivalent opérationnel de l'acceptabilité, de l'acceptation et de l'adoption de la technologie. C'est pourquoi nous utiliserons dans la présente étude les termes « adoption », « acceptation » et « usage » de manière interchangeable.

3. Cadre théorique

3.1 La théorie unifiée d'acceptation et d'utilisation de la technologie (UTAUT)

La théorie unifiée d'acceptation et d'utilisation de la technologie (UTAUT) de Venkatesh *et al.* (2003) est l'une des théories comportementales basée sur les intentions des individus. Ces théories permettent également d'évaluer après une première utilisation la probabilité pour les utilisateurs de maintenir l'usage sur des outils existants (Lee, cité par M.-E. Bobillier-Chaumon, 2016). La Théorie unifiée d'acceptation de la technologie a été consolidée à partir de huit modèles[6] antérieurs de l'acceptation des technologies (Kouakou, 2014). De ces modèles, l'UTAUT a retenu des variables explicatives de l'acceptation présentant les critères de validité et de puissance prédictive les plus significatives. Selon Venkatesh *et al.* (2003), l'UTAUT est le modèle qui rend le mieux compte de l'acceptation de la technologie, en expliquant près de 70 % de la variance dans l'intention et 50 % de la variance dans l'usage. L'UTAUT se présente comme le modèle disposant du meilleur coefficient de détermination (R^2) de l'intention du comportement et du comportement d'usage d'une TI. Le modèle met en exergue quatre déterminants de l'acceptation de la technologie (Venkatesh et al., 2003) : l'utilité perçue, la facilité d'utilisation perçue, l'influence sociale et les conditions de facilitation. Elles vont permettre d'expliquer l'intention d'adoption de la plateforme Moodle (Variable dépendante).

3.1.1 La variable « utilité perçue »

L'utilité perçue peut être définie comme « le degré auquel un individu croit que l'utilisation d'un système l'aidera à obtenir des gains de performance au travail » (Venkatesh et al., 2003, p. 447). Lassoued & Hofaidhllaoui (2013), établissent les parallèles entre l'utilité perçue et l'avantage relatif du modèle de diffusion de l'innovation de Rogers

---

[6] La théorie de l'action raisonnée (TAR) de (Fishbein & Ajzen, 1975), le modèle d'acceptation de la technologie (TAM) (TAM de Davis, 1989) , TAM3 (Venkatesh & Bala, 2008) ; TAM2 (Venkatesh & Davis, 2000) ; (Venkatesh, 2000) , la théorie du comportement planifiée (TCP) (Ajzen, 1991), la théorie du comportement interpersonnel (Triandis, 1980), le modèle de l'utilisation du PC (MPCU) (Thompson et al., 1991), la théorie de la diffusion des innovations (DI) (Rogers, 1983), le modèle de la motivation (Davis et al, 1992) et la théorie cognitive sociale (TCS) (Bandura, 1989 ; Compeau et Higgins,1995).

(1995). En effet, l'avantage relatif de Rogers (1995) exprime le degré auquel une innovation est perçue comme étant meilleure que celles qui existent déjà, ou encore comme offrant un avantage supérieur à celle qu'elle supplante. Le modèle TAM2 met également en exergue l'importance des variables « qualité des résultats fournis par le système », qui, contrairement à la pertinence pour l'emploi fait référence à l'utilité marginale (profitabilité) et renvoie à l'avantage relatif que nous évoquons. En s'appuyant sur les travaux de Venkatesh *et al* (2003), Lassoued & Hofaidhllaoui (2013) ont aussi retenu le concept « convenance au travail », comme déterminant de l'utilité perçue. Selon ces auteurs, ce concept de « convenance au travail » qui indique la pertinence d'une nouvelle technologie est emprunté au modèle de l'utilisation du micro-ordinateur (MPCU) proposé par Thompson *et al.* (1991), et traduit le niveau d'adéquation de la technologie avec la nature de l'activité effectuée. « La démonstrabilité des résultats » est le troisième construit de ce groupe, elle fait référence aux évidences des résultats de l'utilisation d'une innovation (Moore & Benbasat, 1991, p. 203). Nous retenons alors les hypothèses suivantes :

H1 : L'utilité perçue exerce une influence positive sur l'intention d'adoption de la plateforme Moodle

H1.1 : L'avantage relatif exerce une influence positive sur l'intention d'adoption de la plateforme Moodle

H1.2 : La convenance au travail exerce une influence positive sur l'intention d'adoption de la plateforme Moodle

H1.3 : La démonstrabilité des résultats exerce une influence positive sur l'intention d'adoption de la plateforme Moodle

3.1.2 La variable « facilité d'utilisation perçue »

Pour Venkatesh *et al.* (2003, p. 450), la facilité d'utilisation perçue est le degré de facilité associé à l'utilisation d'un système tandis que pour Davis (1989) elle est considérée comme étant l'intensité avec laquelle un individu croit que l'utilisation d'un système particulier se fera sans difficultés ni efforts supplémentaires. Ce qui veut dire que la probabilité qu'il y ait une intention de suivre des cours à travers la plateforme Moodle proposée pendant la période de confinement sera d'autant plus forte que le processus d'apprentissage est facile à utiliser. Dans l'UTAUT, la facilité d'utilisation perçue est un déterminant direct de l'intention d'adoption. Il est important de noter que la variable « facilité d'utilisation perçue » a également été prise en compte par Rogers (1995) dans la théorie de diffusion de l'innovation, notamment à travers le concept de « complexité » qui stipule que plus les idées nouvelles sont simples à comprendre, plus elles seront rapidement adoptées par rapport aux idées qui nécessitent de développer de nouvelles compétences avant de pouvoir les comprendre. Nous retenons comme hypothèse :

H2 : La Facilité d'utilisation perçue exerce une influence positive sur l'intention d'adoption de la plateforme Moodle

H2.2 : La Facilité d'utilisation perçue exerce une influence positive sur l'intention d'adoption de la plateforme Moodle

3.1.3 La variable « influences sociales »

L'influence sociale est le « degré auquel un individu perçoit qu'il est important que d'autres croient qu'il ou elle utilise le nouveau système » (Venkatesh et al., 2003, p. 451). Elles peuvent être considérées comme le processus par lequel les individus façonnent, maintiennent, diffusent et modifient leur mode de pensée et d'action lors des interactions sociales directes ou symboliques (Mugny et al., 2017). Les influences sociales montrent que la décision d'adopter ou non une nouvelle technologie est également orientée par les opinions du groupe social. Des dimensions explicatives des influences sociales, la dimension « Norme subjective » a été retenue par (Venkatesh & Davis, 2000) dans le MAT 2 et par (Venkatesh et al., 2003) dans l'UTAUT pour rendre compte des influences sociales. La norme subjective renvoie à la pression sociale que perçoit l'individu pour adopter ou non un comportement. Cette pression sociale peut être exercée par des personnes significatives de l'entourage de l'individu encore appelés « référents » (Hernández et al., 2005). Dans le modèle de la TAM2, Venkatesh & Davis (2000) introduisent un autre construit révélateur de l'influence sociale qui est « l'image », qui peut se comprendre comme le degré dans lequel l'utilisation d'une innovation est perçue comme une possibilité pour une personne appartenant à un système social donné d'améliorer son statut.

Nous formulons ainsi les hypothèses suivantes :

H3 : Les influences sociales exercent une influence positive sur l'intention d'adoption de la plateforme Moodle

H 3.1 : Les normes subjectives exercent une influence positive sur l'intention d'adoption de la plateforme Moodle

H 3.2 L'image exerce une influence positive sur l'intention d'adoption de la plateforme Moodle

3.1.4 La variable : « conditions facilitatrices »

Venkatesh et al., (2003, p. 453) définissent les conditions facilitatrices comme « le degré auquel l'utilisateur pense que l'infrastructure organisationnelle et technique est nécessaire pour l'utilisation du système ». Les conditions facilitatrices se déclineront en deux dimensions dans le cadre de cette étude : le support organisationnel et l'assistance technique. Venkatesh et al. (2003) reconnaissent le support organisationnel comme un facteur influençant de manière significative l'adoption d'une technologie dans une organisation. Il s'agit d'appréhender les perceptions quant au degré auquel l'organisation met en œuvre les ressources éducatives susceptibles de faciliter l'utilisation de la technologie. De la même manière, l'assistance technique constitue une facilitation de grande importance pour l'adoption des nouvelles technologies Kouakou (2014). Nous retenons donc les hypothèses suivantes :

H4 : Les conditions facilitatrices exercent une influence positive sur l'intention d'adoption de la plateforme Moodle

H4.1 : Le Support Organisationnel exerce une influence positive sur l'intention d'adoption de la plateforme Moodle

H4.2 : L'assistance Technique exerce une influence positive sur l'intention d'adoption de la plateforme Moodle

Notre modèle d'acceptation de la technologie

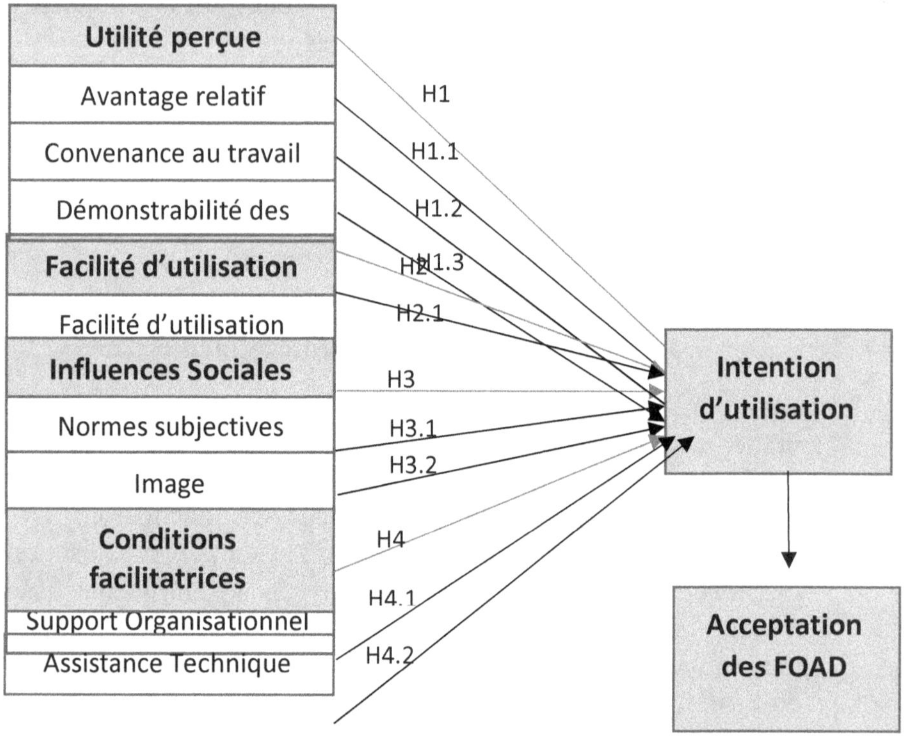

4. Cadre méthodologique

L'étude a été réalisée dans la ville de Yaoundé auprès de 3 établissements d'enseignement secondaire ayant utilisé la plateforme Moodle pour assurer la continuité pédagogique durant la période du confinement. Un échantillonnage aléatoire nous a permis d'adresser le questionnaire à 150 élèves de niveaux d'étude différents. Cent quarante-deux (142) questionnaires correctement remplis ont été exploités. Le questionnaire a été construit à partir de l'échelle de Likert à 5 niveaux et structuré autour de quatre variables indépendantes (utilité perçue, facilité d'utilisation perçue, influence sociale, conditions facilitatrices) et d'une variable dépendante (intention d'utilisation de la plateforme Moodle). Par ailleurs, les travaux relatifs à l'acceptation des technologies nous ont servi d'appui pour la construction de ce questionnaire. Il s'agit des travaux de Lassoued & Hofaidhllaoui (2013) sur les déterminants de l'acceptation de l'e-learning au sein de la poste, des travaux de Ibanescu (2011) sur les facteurs d'acceptation et d'utilisation des technologies de l'information par les employés d'une grande compagnie de services informatiques et des travaux de Kouakou (2014), sur l'adoption des réseaux sociaux numériques par des bibliothécaires.

5. Analyse des résultats

L'analyse des résultats a été fait à l'aide du logiciel SPSS. Ce logiciel nous a permis d'abord de décrire les caractéristiques sociodémographiques de la population d'étude, ensuite de mesurer la consistance interne des items du questionnaire avec l'alpha de Cronbach, et enfin de réaliser des analyses déductives pour vérifier nos hypothèses de recherche à travers la régression linéaire simple et multiple.

5.1 Caractéristiques socio démographiques

Les caractéristiques socio démographiques de la population d'étude sont présentées dans le tableau ci-dessous :

VARIABLES	INDICATEURS	EFFECTIFS	POURCENTAGE
Sexe du répondant	Masculin	57	44.2
	Féminin	72	55,8
Age	11-15 ans	43	33,3
	16-20 ans	84	65,1
	21-25 ans	02	1,6
Classes	Troisième	43	33,3
	Première	35	27,1
	Terminale	51	39,5
Expérience dans la FOAD	Sans expérience (1ère fois)	125	96,9
	Expérimenté : (Plus d'une fois)	02	1,6
	Pas de réponse	02	1,6

5.2 Consistance interne de l'échelle de mesure

Le calcul de la consistance interne de l'échelle de mesure permet de vérifier la cohérence interne ou encore le degré d'inter corrélation des différents items qui composent le test. La consistance interne des différents construits est représentée dans le tableau ci-dessous :

Variables	Construits	ITEMS	SCORE FACTORIEL MOYEN	ECART TYPE	ALPHA DE CRONBACH
Utilité perçue	Avantage relatif	UP_AR 1, 2, 3 & 4	9,0465	3,95850	0,801
	Convenance au travail	UP_CT 1, 2, 3, 4 & 5	16,0310	4,70860	0,808
	Démonstrabilité des résultats	UP_DR 1, 2, 3, 4 & 5	16,6124	4,59162	0,806
Facilité d'utilisation perçue	Facilité d'utilisation	EU_FAUT 1, 2, 3, 4 & 5	16,6124	5,68896	0,831
Influence Sociale	Normes subjectives	IS_NS1, 2, 3 & 4	13,6667	3,98304	0,791
	Image	IS_Ima 1, 2 & 3	8,4419	3,86067	0,838
Conditions facilitatrices	Support organisationnel	CF_SO 1, 2, 3 & 4	13,6512	3,78247	0,730
	Assistance Technique	CF_AT 1, 2 &3	10, 2868	2,72773	0,742
Acceptation	Intention d'utilisation	VD_IC 1, 2 & 3	11,1860	3,02275	0,832

De ce tableau, nous pouvons dire que sur neuf (09) construits, six (06) présentent un Alpha de Cronbach supérieur à 0,8. Trois (03) construits présentent un Alpha de Cronbach compris entre 0,7 et 0,8. Ce qui veut dire que les échelles des différents construits montrent une très bonne consistance interne au regard de Laveault (2014) qui stipule qu'un bon Alpha de Cronbach acceptable doit être supérieur à 0,7.

5.3 Présentation des résultats en régression multiple

En régression linéaire multiple, les prédictions des quatre variables indépendantes de notre modèle (Utilité perçue, Facilité d'utilisation perçue, Influence Sociale et conditions facilitatrices) sur la variable dépendante sont représentées dans le tableau ci-dessous :

Variables	Hypothèse	β	Test t	Sig	Décision
Utilité perçue	H1	0,335	4,782	0,000	Acceptée
Facilité d'utilisation perçue	H2	-0,119	-2,247	0,26	Rejetée
Influence Sociale	H3	0,1	1,593	0,114	Rejetée
Conditions facilitatrices	H4	0,504	7,108	0,000	Acceptée

5.4 Test de validité des sous-hypothèses du modèle (Régression linéaire simple)

Le test de validité des sous hypothèses du modèle en régression linéaire simple est présenté dans le tableau ci-dessous :

Variables	Hypothèse	R-deux	β	Test t	Sig	Décision
Utilité perçue	H1					**Acceptée**
Avantage relatif	H1.1	0,032	0,178	2,033	0,044	Rejetée
Convenance au travail	H1.2	0,487	0,698	10,978	0,000	Acceptée
Démonstrabilité des résultats	H1.3	0,481	0,694	10,852	0,000	Acceptée
Facilité d'utilisation perçue						**Rejetée**
Facilité d'utilisation	H2.1	0,001	-0,038	-0,429	0,669	Rejetée
Influence Sociale	H3					**Rejetée**
Normes subjectives	H3.1	0,533	0,730	12,037	0,000	Acceptée
Image	H3.2	0,28	0,167	1,908	0,059	Rejetée
Conditions facilitatrices	H4					**Acceptée**
Support organisationnel	H4.1	0,404	0,636	9,281	0,000	Acceptée
Assistance Technique	H4.2	0,488	0,698	10,998	0,000	Acceptée

Selon les résultats présentés dans ce tableau, les construits « Convenance au travail », « Démonstrabilité des résultats », « normes subjectives », « support organisationnel » et « assistance technique » exercent une influence positive sur l'intention d'adoption de la plateforme Moodle. Ainsi, les hypothèses H1.2 ($t= 10,978$; $p<0,05$),

H1.3 (t=10,852 ; p< 0,05), H3.1 (t=12,037; p< 0,05), H4.1 (t= 9,281 ; p< 0,05), H4.2 (t= 10,998 ; p< 0,05) sont acceptées. Par contre, les hypothèses H1.1 (t=2,033 ; p>0,05) ; H2.2 (t= -0,429 ; p>0,05) ; H3.2 (t=0,059 ; p>0.05) sont rejetées. C'est-à-dire que les construits « avantages relatifs », « facilité d'utilisation », et « Image » n'exercent pas une influence significative sur l'intention d'adoption de la plateforme Moodle.

6. Discussion des résultats

6.1 Impact de l'utilité perçue sur l'intention d'adoption de la plateforme Moodle

Les résultats de notre étude montrent que l'utilité perçue exerce une influence significative sur l'intention d'adoption de la plateforme Moodle. Ce qui est conforme aux études antérieures (Davis, 1989) ; Venkatesh & Davis, 2000 ; Kouakou, 2014). Par contre, ces résultats sont contraires aux travaux de Lassoued & Hofaidhllaoui (2013) dans lequel la variable utilité perçue a présenté une absence des effets significatifs.

Si l'influence de la variable « utilité perçue » influence de manière significative l'intention d'adoption de la plateforme Moodle par les élèves du secondaire, l'analyse par construit présente cependant des disparités. Ainsi, l'hypothèse H1.1 est rejetée tandis que les hypothèses H1.2 et H1.3 sont acceptées. En d'autres termes, pour les élèves du secondaire, la plateforme Moodle ne présente pas un avantage relatif (en termes de volume de travail, de temps de travail et dépenses) par rapport aux cours en présentiel. Cependant, la plateforme Moodle a été trouvée convenable pour l'enseignement apprentissage. En effet, cette plateforme Moodle offre plusieurs fonctionnalités notamment d'administration, de gestion des supports de cours, de tutorat, de traçabilité du passage des tuteurs et apprenants. La transposition des classes réelles en virtuelles, la gestion des communications synchrones et asynchrone, la possibilité d'effectuer des remédiations immédiates et d'évaluer les apprenants à distance sont autant d'atouts qui rendent compte de la convenance au travail de la plateforme Moodle (Tonye, 2010). En ce qui concerne le construit « démonstrabilité des résultats », les élèves ont participé à la majorité des activités offertes par la plateforme et ont effectué la quasi-totalité des évaluations. Ceci pourrait s'expliquer par le fait que, les évaluations sommatives obligatoires étaient proposées par les établissements à travers la plateforme.

6.2 Impact de la facilité d'utilisation perçue sur l'intention d'adoption de la plateforme Moodle

L'impact de la facilité d'utilisation perçue sur l'intention d'adoption de la plateforme Moodle ne s'est pas avérée significative dans le cadre de cette étude, que ce soit en analyse de régression linéaire simple ou multiple. Ainsi, les hypothèses H2 et H2.1 sont rejetées. Ce qui est contraire aux travaux de Venkatesh et al. (2003), Lassoued & Hofaidhllaoui (2013) et Kouakou (2014).

Pour les élèves du secondaire, l'utilisation de la plateforme n'a pas été aisée. Elle implique la mise en œuvre de compétences nouvelles pour l'utilisation des outils numériques, la gestion objective de la connexion internet, ainsi que la nécessité de recopier ou de photocopier les leçons. L'incapacité de la facilité d'utilisation perçue à influencer l'intention d'adoption de la plateforme Moodle peut s'expliquer par le fait que c'est la première fois pour les élèves de réaliser les cours à distance. En effet, 96,9 % des apprenants expérimentaient le e-learning pour la toute première fois, et le fait que les cours d'informatiques dispensés dans l'enseignement secondaire ne sont pas *e-learning oriented* n'est pas du tout à l'avantage des élèves. Les travaux de Kouakou (2014) confirment le lien de dépendance entre l'expérience d'utilisation et la facilité d'utilisation.

6.3 Impact des influences sociales sur l'intention d'adoption de la plateforme Moodle

L'impact des influences sociales sur l'adoption de la plateforme Moodle s'est avérée peu significative, donc l'hypothèse H3 est rejetée. Cependant, pris individuellement, les variables qui la constituent à savoir « Normes Subjectives » et « Image » présentent des résultats contraires. L'influence des normes subjectives s'est avérée très significative dans l'intention d'adoption de la plateforme Moodle. Ce qui est conforme aux travaux de Venkatesh et al. (2003) et Ibanescu (2011). L'hypothèse H3.1 est donc acceptée. Ainsi, l'implication des enseignants et des parents dans l'encadrement des élèves a exercé une pression significative auprès des élèves. Elle a favorisé en quelque sorte la mise en œuvre les techniques de conditionnement pour amener les élèves à adopter la plateforme Moodle. Contrairement aux normes subjectives, l'influence de l'image n'a pas été significative dans l'intention d'adoption de la plateforme Moodle. Ce qui est contraire aux travaux de (Moore & Benbasat, 1991), (Lassoued & Hofaidhllaoui, 2013), (Kouakou, 2014), (Ibanescu, 2011), (Venkatesh et al., 2003), (Venkatesh & Davis, 2000).

6.4 L'impact des conditions facilitatrices sur l'intention d'adoption de la plateforme Moodle

Les résultats de cette étude révèlent que les conditions facilitatrices ont eu une influence significative sur la décision d'adoption de la plateforme Moodle. Ce qui est conforme aux travaux de Kouakou (2014) et de Lassoued & Hofaidhllaoui (2013). L'Hypothèse 4.1 est donc acceptée. En effet, une équipe de gestion et de maintenance de la plateforme a été mise sur pied et un tutorat dynamique a permis l'accompagnement des élèves tout le long du processus d'apprentissage. De plus, l'existence des groupes virtuels notamment des groupes WhatsApp qui réunissent les parents d'élèves de chaque classe a constitué un élément important, facilitant le partage des informations.

L'assistance technique a positivement influencé l'intention d'adoption de la plateforme Moodle. L'hypothèse 4.2 est donc acceptée. Le rôle de l'assistance technique est de rendre la technologie transparente pour l'usager de manière à permettre à l'apprenant de se concentrer sur la tâche académique à accomplir (Berge, 1995). Les informations nécessaires à une meilleure utilisation de la plateforme étaient disponibles par les parents, qui recevaient toutes les orientations nécessaires à travers les groupes WhatsApp. Par ailleurs, bien que les cours d'informatiques reçus dans les établissements scolaires du secondaire ne sont pas orientés e-learning, ils ont néanmoins permis aux apprenants d'utiliser correctement les TICE (ordinateur, téléphone portable) pour interagir avec la plateforme Moodle.

7. Conclusion

La crise actuelle nous a montré que les méthodes pédagogiques en vigueur ont besoin de se réajuster afin d'être plus résilientes et plus réactives aux changements dans le but d'atteindre l'ODD4 (UNESCO, 2016, p. 8). La situation de crise oblige le système éducatif à rompre avec la « règle des trois unités de la tragédie classique » (Blandin, 2004). Il n'y a plus unicité de lieu, il n'y a plus unicité de temps, mais l'action pédagogique continue à se dérouler. Le e-learning devient alors un atout indéniable et la plateforme Moodle présente un taux de participation appréciable. Cette étude met en évidence l'influence significative de cinq facteurs sur l'adoption de la plateforme Moodle, comme dispositif de e-learning dans l'enseignement secondaire général. En effet en mettant en avant la convenance au travail, la démontrabilité des résultats, les normes subjectives, le support organisationnel et l'assistance technique, il est possible d'influencer positivement l'acceptation de la plateforme Moodle auprès des élèves d'autres établissements d'enseignement secondaire.

Références bibliographiques

Ajzen, I. (1991). The theory of planned behavior. *Organizational Behavior and Human Decision Processes*, *50*(2), 179-211. https://doi.org/10.1016/0749-5978(91)90020-T

Berge, Z. L. (1995). Facilitating Computer Conferencing : Recommendations From the Field. *Educational Technology. 35(1) 22-30.*, *1*(35), 22-30.

Blandin, B. (2004). Ingénierie et formations ouvertes et à distance. In *Traité des sciences et techniques de la formation* (2e édition, p. 439-464). Dunod.

Bobillier-Chaumon, M., & Dubois, M. (2009). L'adoption des technologies en situation professionnelle : Quelles articulations possibles entre acceptabilité et acceptation ? *Le travail humain*, *72*(4), 355. https://doi.org/10.3917/th.724.0355

Bobillier-Chaumon, M.-E. (2016). L'acceptation située des technologies dans et par l'activité : Premiers étayages pour une clinique de l'usage. *Psychologie du Travail et des Organisations*, *22*(1), 4-21.

Davis, F. D. (1989). Perceived Usefulness, Perceived Ease of Use, and User Acceptance of Information Technology. *MIS Quarterly*, *13*(3), 319. https://doi.org/10.2307/249008

Fishbein, M. A., & Ajzen, I. (1975). *Belief, attitude, intention and behavior : An introduction to theory and research* (Reading, Mass).

Frau-Meigs, D. (2020, mai 3). *Pédagogie à distance : Les enseignements du e-confinement* [Academic rigour, journalistic flair].

THE CONVERSATION. https://theconversation.com/pedagogie-a-distance-les-enseignements-du-e-confinement-137327

Hernández, Ó., Goulet, C., & Lampron, A. (2005). L'intention, l'attitude, la norme subjective et la perception du contrôle chez des adolescents et des adolescentes espagnols en regard de l'utilisation du Double Dutch. *Recherche en soins infirmiers*, *N° 82*(3), 71. https://doi.org/10.3917/rsi.082.0071

Houze, E., & Meissonier, R. (2004, mai 26). Performance du e-learning : Un premier retour d'expérience sur les résultats des apprenants. *Actes du 9ème colloque de l'AIM.*

Ibanescu, G. (2011). *Facteurs d'adoption et d'utilisation des technologies d'information : Une étude empirique sur l'usage du logiciel "Rational Suite" par les employés d'une grande compagnie de services informatiques* [Mémoire de maîtrise en informatique de gestion, Université du Québec]. https://archipel.uqam.ca/3960/1/M11905.pdf

INEE. (2004). *Normes minimales d'éducation en situations d'urgence, de crises et de reconstruction.*

Kouakou, K. S. (2014). Adoption des réseaux sociaux numériques par les bibliothécaires des universités ivoiriennes : Une approche par l'UTAUT. *frantice*, *9*.

Lassoued, T., & Hofaidhllaoui, M. (2013). Les déterminants de l'acceptation de l'e-learning : Étude empirique au sein de La Poste. *Management & Avenir*, *60*(2), 139. https://doi.org/10.3917/mav.060.0139

Laveault, D. (2014). Soixante ans de bons et mauvais usages du alpha de Cronbach. *Mesure et évaluation en éducation*, *35*(2), 1-7. https://doi.org/10.7202/1024716ar

Meissonier, R., Houze, E., & Belbaly, N. (2007). Résistance aux projets d'implantation de technologies de l'information : Le cas d'une P.M.E. du secteur des hautes technologies. *Gestion*, *32*(1), 20. https://doi.org/10.3917/riges.321.0020

Moore, G. C., & Benbasat, I. (1991). *Development of instrument to measure the perceptions of adopting an information technology innovation.* *2*(3), 192-222.

Mugny, G., Falomir-Pichastor, J. M., & Quiamzade, A. (2017). *Influences sociales.*

Pelletier, C., & Moreau, É. M.-F. (2009). L'appropriation des technologies de l'Internet et ses facteurs critiques de succès : Un défi de plus pour les PME ? *Revue internationale P.M.E.*, *21*(2), 75-117. https://doi.org/10.7202/029432ar

Rogers, E. (2003). *Diffusion of innovations* (5ème édition). The Free Press.

Taptue, P.-C. (2020, mai 3). *La continuité de l'école par temps de covid-19* [Recherche scientifique]. Social Scientists Initiative. http://covid-19-cameroon.org/la-continuite-de-lecole-par-temps-de-covid-19#page-content

Thompson, R. L., Higgins, C. A., & Howell, J. M. (1991). Personal Computing : Toward a Conceptual Model of Utilization. *MIS Quarterly*, *15*(1), 125. https://doi.org/10.2307/249443

Tonye, E. (2010). Modelisation d'un dispositif pour la formation ouverte et à distance dans les pays africains subsahariens. *frantice*, *2*.

UNESCO. (2016). *Education 2030 : Déclaration d'Incheon et Cadre d'action pour la mise en oeuvre de l'Objectif de développement durable 4*.

Venkatesh, Morris, Davis, & Davis. (2003). User Acceptance of Information Technology : Toward a Unified View. *MIS Quarterly*, *27*(3), 425. https://doi.org/10.2307/30036540

Venkatesh, V. (2000). Determinants of perceived ease of use : Integrating control, intrinsic motivation, and emotion into the technology acceptance model. *Information Systems Research*, *11*, 342-365.

Venkatesh, V., & Bala, H. (2008). Technology Acceptance Model 3 and research A genda on Interventions. *Decision Sciences*, *39*(2), 273-315.

Venkatesh, V., & Davis, F. D. (2000). A Theoretical Extension of the Technology Acceptance Model : Four Longitudinal Field Studies. *Management Science*, *46*(2), 186-204. https://doi.org/10.1287/mnsc.46.2.186.11926

Impact de la COVID-19 sur la continuité pédagogique au Cameroun

1. Pr. DJEUMENI TCHAMABE Marcelline, Maître de Conférences, Ecole Normale Supérieure de Yaoundé, Université de Yaoundé I, Cameroun marcelline.djeumenitchamabe@gmail.com

2. NOUMI NZOUAWA Flora, Conseillère d'Orientation, Université de Yaoundé I, Cameroun floranoumi@yahoo.fr

Résumé

Ce chapitre étudie la question de la continuité pédagogique au Cameroun durant la pandémie au coronavirus. À partir des enquêtes du terrain et des focus groups, l'étude décrit l'impact significatif de la pandémie du coronavirus tant sur les activités d'enseignement et d'apprentissage que les secteurs éducatifs, en particulier la formation professionnelle, l'éducation primaire et secondaire. En outre, les résultats montrent que pour une proportion non négligeable de répondants il y a baisse de leurs activités, mais aussi une couverture inadéquate des programmes, en plus d'une absence de plan de rattrapage actualisé des cours en raison des fermetures temporaires des écoles, d'une part, et de plan de renforcement des capacités des enseignants compte tenu de l'importance accrue de l'enseignement à distance, d'autre part. Par ailleurs, l'étude met en lumière le risque de réduction de l'accès à l'éducation pour les couches vulnérables en raison de la pandémie, tenant compte de la réduction du budget de l'état alloué à l'enseignement public, d'une part, et de la possibilité pour les écoles de rapporter la facture aux ménages déjà en difficulté en raison de la crise sanitaire, d'autre part. Cette situation constituerait une entrave au principe d'égalité dans l'éducation.

Enfin, des recommandations ont été faites dans le sens de l'amélioration de politiques publiques pour l'accessibilité de tous les enfants à l'éducation à distance. Cette politique concerne le renforcement des capacités des éducateurs (direction, enseignants, parents et fratrie) dans la préparation des contenus à dispenser en ligne ; la disponibilité des infrastructures en ce qui concerne la connexion électrique et internet. Et surtout l'organisation les états généraux de l'enseignement technique et professionnel.

Mots-clé : Covid-19, continuité pédagogique, secteurs éducatifs Camerounais, approche mixte

Abstract

This chapter studies the issue of educational continuity in Cameroon during the coronavirus pandemic. Based on field surveys and focus groups, the study describes the significant impact of the coronavirus pandemic on both teaching and learning activities and educational sectors, in particular vocational training, primary education and secondary. In addition, the results show that for a significant proportion of respondents there is a decline in their activities, but also an inadequate coverage of programs, in addition to a lack of an updated remedial course plan due to temporary school closures. , on the one hand, and a capacity building plan for teachers given the increased importance of distance education, on the other hand. In addition, the study highlights the risk of reduced access to education for vulnerable groups due to the pandemic, taking into account the reduction in the state budget allocated to public education, d on the one hand, and the possibility for schools to bring the bill back to households already in difficulty due to the health crisis, on the other hand. This situation would constitute an obstacle to the principle of equality in education.

Finally, recommendations were made for the improvement of public policies for the accessibility of all children to distance education. This policy concerns the capacity building of educators (management, teachers, parents and siblings) in the preparation of content to be provided online; the availability of infrastructure with regard to electricity and internet connection. And above all, the organization of the general, technical and vocational education.

Keywords: Covid-19, pedagogical continuity, Cameroonian educational sectors, mixed approach

1. Introduction

La pandémie mondiale au coronavirus n'a épargné aucun pays, ni aucun secteur d'activité, y compris celui de l'éducation et de la formation. Le Cameroun a enregistré un premier cas de Covid-19 le 6 mars 2020. Dès le 18 mars 2020, le gouvernement camerounais a annoncé une série de 13 mesures de riposte, notamment la fermeture de tous les établissements publics et privés de formation, de la maternelle au supérieur, y compris les centres de formation professionnelle et les grandes écoles.

En effet, la crise sanitaire touche un peu plus de 7 millions d'apprenants au Cameroun et près de 363 millions d'apprenants dans le monde et déscolarise un élève sur cinq (UNESCO, 2020b). De ce fait, la fermeture des écoles place des milliers d'apprenants dans une situation de « privation éducative ». Par ailleurs, les systèmes éducatifs sont exposés à divers risques, à savoir : faible apprentissage scolaire des étudiants (faibles résultats scolaires), décrochage important, résilience limitée aux chocs, sans oublier le sentiment d'exclusion de certains élèves. Tout ceci pourrait entraîner des pertes énormes de capital humain et une diminution des débouchés économiques (Azzi-Huck et Shmis, 2020). Si rien n'est fait, les pays d'Afrique en général et les pays francophones d'Afrique subsaharienne en particulier qui connaissent déjà une situation éducationnelle peu favorable du fait du manque d'enseignants qualifiés (AUF, 2020), de la pauvreté (Fonkoua, 2019) et des goulots d'étranglement liés à la scolarisation des filles (Djeumeni,2018), la fracture va continuer à se creuser avec les autres pays et continents. Au regard de ces conséquences néfastes sur l'éducation et le développement du capital humain, nous nous sommes intéressés à analyser l'impact de la covid19 sur la continuité pédagogique au Cameroun pour mieux comprendre comment le secteur de l'éducation a mis en œuvre des moyens et des stratégies pour augmenter sa résilience.

En vue de réaliser cette analyse complète de l'impact de la COVID-19 sur la continuité pédagogique au Cameroun, des enquêtes et une analyse documentaire ont été menées auprès de groupes cibles en vue d'analyser les moyens mis en œuvre pour la continuité pédagogique par les ministères et acteurs du secteur de l'éducation et de la formation.

Les résultats de cette étude montrent que pour une proportion non négligeable de répondants il y a non seulement une baisse de leurs activités, mais aussi une couverture inadéquate des programmes, en plus d'une absence de plan de rattrapage actualisé des cours en raison des fermetures temporaires des écoles, d'une part, et de plan de renforcement des capacités des enseignants compte tenu de l'importance accrue de l'enseignement à distance, d'autre part.

En outre, l'étude met en lumière le risque de réduction de l'accès à l'éducation pour les couches vulnérables en raison de la pandémie, tenant compte de la réduction du budget de l'état alloué à l'enseignement public, d'une part, et de la possibilité pour les écoles de rapporter la facture aux ménages déjà en difficulté en raison de la crise sanitaire, d'autre part. Cette situation constituerait une entrave au principe d'égalité dans l'éducation.

Enfin, ce chapitre montre qu'en raison d'une impréparation des parents, l'enseignement à distance peut être une source de tensions sociales (parents-élèves). Par ailleurs, la conduite de cet enseignement s'est réalisée avec les « moyens du bord » (réseaux sociaux – WhatsApp, Facebook, etc.) qui ne sont pas nécessairement appropriés. Il conclut en proposant quelques pistes de solutions.

Ce faisant, dans son architecture, ce chapitre s'articule de la manière ci-après : la section suivante présente le cadre conceptuel de l'étude, en définissant les concepts-clés ainsi que les hypothèses sur lesquelles se fonde cette recherche. La section 3 présente le cadre méthodologique. La section 4 discute des résultats de l'analyse et leurs implications pour l'élaboration de politiques publiques favorables à la résilience du système éducatif. Enfin, la section 5, tout en clôturant ce chapitre, permet de présenter les points essentiels à retenir de cette étude.

2. Point sur la littérature

2.1. La continuité pédagogique et résilience éducative

La littérature fait état d'un usage de plus en plus fréquent du concept de continuité pédagogique du fait de l'actualité sanitaire, politique et économique de la pandémie à la COVID-19 pour contribuer à le construire et le structurer. En effet, dans une de ses acceptions, la continuité pédagogique est définie comme l'action visant à permettre à chaque élève de poursuivre ses apprentissages sans rupture pénalisante entre la fin d'une année scolaire et la suivante (Frau-Meigs, 2020). Comme l'on peut bien le remarquer, la fermeture des établissements scolaires a causé l'arrêt du processus d'enseignement avant même la fin d'une année scolaire. Or le droit de toute personne à l'éducation reste acquis, même en situation d'urgence et est perçue comme une réponse humanitaire prioritaire (INEE, 2004). Dans le même sens, l'UNICEF estime que lorsque « les enfants reçoivent une instruction en dépit d'un contexte difficile, c'est la société dans son ensemble qui en bénéficie : l'éducation peut stimuler la croissance économique, réduire la pauvreté et les inégalités, et contribue également à ramener la paix et la stabilité ». Dans la même veine, l'INEE (2004, p. 39) montre que l'éducation permet à une population sinistrée de s'adapter grâce à l'acquisition de connaissances et de compétences nouvelles essentielles à sa survie et à retrouver une vie normale.

Assurer l'éducation même en période de crise est donc une nécessité. Ainsi, dans le but d'atteindre l'ODD4, l'UNESCO (2016), encourage la conception des systèmes éducatifs plus résilients et plus réactifs aux conflits. L'INEE (2004), quant à lui, suggère aux autorités éducatives de prioriser l'accès de tous à une éducation intégratrice et de qualité même en situation d'urgence. La continuité pédagogique peut être envisagée avec et sans le numérique.

2.2 La continuité pédagogique envisagée avec le numérique

La continuité pédagogique quand elle est envisagée avec le numérique s'appuie sur les dispositifs numériques distanciels : les Formations ouvertes et à distance (FOAD), ou les formations à distance FAD. Ces dispositifs s'appuient sur Internet et utilisent les outils d'accès tels que l'ordinateur, ou les outils d'apprentissage mobiles comme les tablettes, les smartphones, les environnements numériques de travail (ENT), les plateformes de formation à distance et les outils de communications synchrones ou asynchrones comme les réseaux sociaux : WhatsApp, Instagram et Facebook.

Les dispositifs hybrides ou mixtes (Peraya, 2014) associent le présentiel et la distance dans ces dispositifs, on peut avoir entre 50 et 80 % de distance. Les acteurs sont séparés dans l'espace et le temps et les dispositifs exclusivement présentiels sont de moins en moins utilisés pour respecter le confinement et la distanciation sociale. Peraya affirme que ces environnements d'apprentissage ont un sur l'apprentissage et les approches d'enseignement/apprentissage impliquant la prise en compte de la distance transactionnelle. La théorie de la distance transactionnelle explique cette éducation qui n'a pas lieu dans un environnement scolaire. Elle clarifie la notion d'éducation / formation à distance, qui ne se réduit pas à un simple décalage spatio-temporel, puisqu'elle est essentiellement transactionnelle.

Cette transaction dépend de deux variables : la structure et le dialogue. La première renvoie à la fois à la rigidité / flexibilité des objectifs éducatifs, des stratégies d'enseignement et des méthodes d'évaluation. La seconde variable porte sur les interactions (positives, négatives ou neutres) qui influencent l'acquisition des savoirs par l'apprenant (Moore, 1993).

Pour analyser la continuité pédagogique durant la pandémie à la COVID-19, il convient de comprendre les impacts des mesures de distanciation sociale sur les acteurs et les méthodes d'enseignement/apprentissage. Le risque dans ces formations intégrant la distance c'est de vouloir transposer à distance les pratiques et les approches pédagogiques utilisées en présence. Un temps d'adaptation est nécessaire pour les acteurs pour le changement de paradigme. Or, la situation actuelle a surtout été caractérisée par la précipitation. Aussi nous nous interrogeons sur les mécanismes et moyens mis en œuvre par le secteur de l'éducation pour la continuité pédagogique au Cameroun en contexte de Covid-19.

Dans ce contexte, comment analyser les mécanismes de continuation pédagogique mis en œuvre dans le secteur de l'éducation ?

De ce qui précède, nous pouvons formuler les hypothèses ci-après :

Hypothèse 1 : L'apprentissage est un processus continu, ininterrompu et décloisonné à intérieur et en dehors des classes, niveaux et cycles. L'environnement joue un rôle important dans ce processus.

Hypothèse 2 : L'adoption de la formation à distance nécessite un changement de paradigme par rapport à la formation en présentiel, en évitant de transposer en ligne les méthodes pédagogiques plus traditionnelles.

3. Cadre méthodologique

Les conséquences de la transposition du présentiel en distanciel sont nombreuses sur les acteurs. Aussi, pour analyser l'impact pédagogique lié à la modification du mode traditionnel d'enseignement sur le processus enseignement-apprentissage, nous allons adopter l'approche systémique qui permet de prendre en compte de façon holistique toute la chaîne de supervision dans une approche participative.

C'est ainsi qu'afin de réaliser une analyse complète de l'impact de la COVID-19 sur la continuité pédagogique au Cameroun, des enquêtes ont été menées auprès de groupes cibles (institutionnels et d'individus) en vue d'analyser la continuité pédagogique en contexte de COVID-19, d'une part, ainsi que des recommandations pour une éducation plus inclusive et résiliente, d'autre part. Une analyse documentaire sur les ministères et acteurs du secteur de l'éducation et de la formation a également été faite en vue d'identifier les forces et faiblesses du système éducatif au Cameroun.[7]

Le Cameroun compte environ 93 723 enseignants (AUF, 2020) et 7 millions d'apprenants. La collecte des données s'est effectuée sur une période de deux mois en utilisant des outils variés. Au total, on dénombre 5836 participants dont les acteurs (enseignants, direction, apprenants et parents d'élèves du secteur de l'éducation, enseignants des niveaux primaire, secondaire et supérieur. 43% de répondants sont les femmes, et la moyenne d'âge est de 31 ans à l'échelle nationale, 12 webinaires, 30 entretiens semi directifs, 22 focus groups et 68 documents de politiques et d'articles.

Les dix régions du Cameroun ont participé à l'enquête ainsi que tous les niveaux (maternel et primaire, secondaire et normal, et supérieur) et ordres d'enseignements ainsi que les parents et les communautés.

---

[7] Les auteurs tiennent à signaler que cette recherche a été menée dans le cadre de la taskforce des Nations unies au Cameroun – volet « Education », sur les socioéconomiques de la covdi19, sous le leadership de l'UNESCO et de l'UNECA.

4. Analyse des résultats

4.1. Bref aperçu sur le système éducatif camerounais

En procédant à un état des lieux du système éducatif camerounais, on note l'intégration depuis environ trois décennies d'outils technologiques dans l'enseignement et l'apprentissage. Toutefois les dispositifs utilisés sont en majorité présentiels avec quelques expériences de dispositifs distanciels ou hybrides (voir Tableau 1). Cette domination de l'approche face à face a eu des effets considérables sur les outils et la façon dont les acteurs ont adopté les moyens pour la continuation pédagogique en période de confinement. Les conflits entre démarches et outils utilisés ont été observés à tous les niveaux. La tendance générale a été de transporter à distance les méthodes et techniques utilisées en formation présentielle.

Une confusion chez les formateurs qui a amené les apprenants et leurs parents à évaluer très négativement l'impact des approches pédagogiques à distance sur les apprentissages (qu'il s'agisse de l'utilisation du téléphone, des médias comme la radio ou la télévision ou les réseaux sociaux tels WhatsApp et Facebook, les podcasts (audio) et les interactions).

Tableau 1: Synthèse sur le Design des modèles de formation

Mode d'E/A	Niveau d'éducation	Modèles d'utilisation	Outils numériques utilisés
Divers et variés	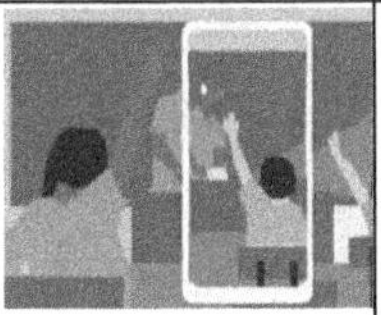	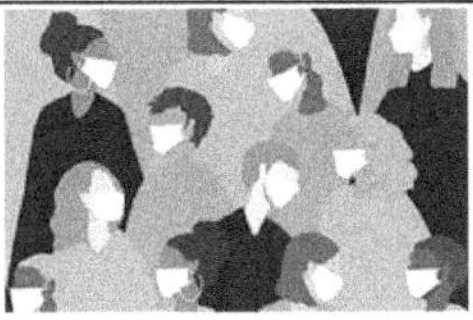	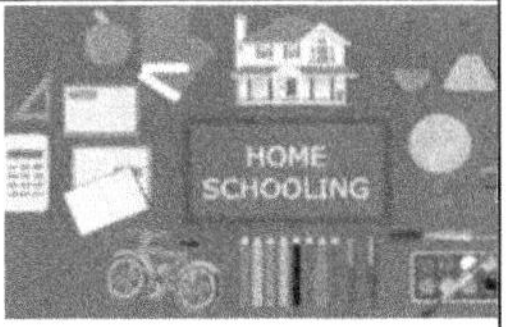
Présentiels	Dominant aux Niveaux Maternel, primaire et secondaire	Présentiel enrichi Salle informatique, CRM et utilisation de vidéoprojecteurs en classe	Téléphone et ordinateur logiciel du parc office
Distanciels	Dominant au niveau supérieur	Plusieurs universités virtuelles	Plateforme Moodle en général, FOAD, FAD et MOOCS, ordinateurs, téléphones, tablettes
Mixtes ou hybrides	Dominant au niveau supérieur et secondaire	Cours présentiel enrichi avec les TIC, utilisation des réseaux sociaux, Facebook, Google class, plateformes et outils de visioconférences (Zoom et Jitsi	Ordinateurs, vidéoprojecteurs, Tablettes Téléphones et outils connectés

Source : Djeumeni, 2020

4.2. Résultats et discussion

Les répondants à l'enquête terrain proviennent de plusieurs types d'enseignements et/ou se retrouvent à différents niveaux du cycle scolaire : près des trois quarts d'entre eux proviennent de l'enseignement professionnel (31.3%), primaire (27.5%) et secondaire (20%) (Figure 1).

Figure 1 : Répondants à l'enquête selon le type d'enseignement

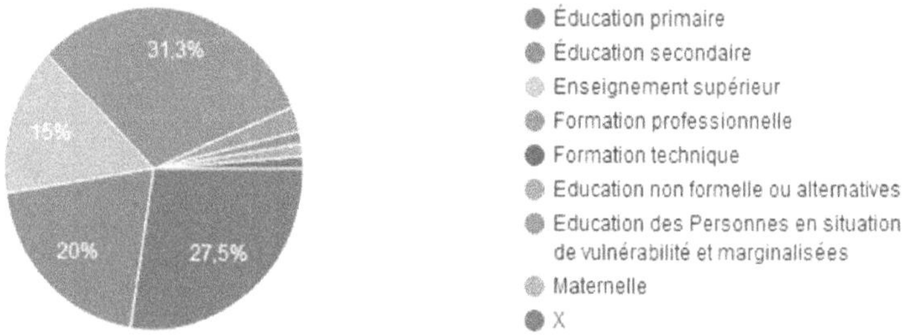

Source : données d'enquêtes terrain

L'impact de la COVID-19 sur le système éducatif est évalué à travers trois dimensions, à savoir **:**

- L'impact de la COVID-19 sur les activités d'enseignement apprentissage ;
- Les secteurs éducatifs affectés ;
- L'appréciation du niveau d'activité du personnel.

Les données collectées montrent que la Covid-19 a eu un impact significatif sur les activités d'enseignement et d'apprentissage (Figure 2). En additionnant les pourcentages inférieurs à la moyenne,

Figure 2: L'impact de la COVID-19 sur les activités d'enseignement et d'apprentissage

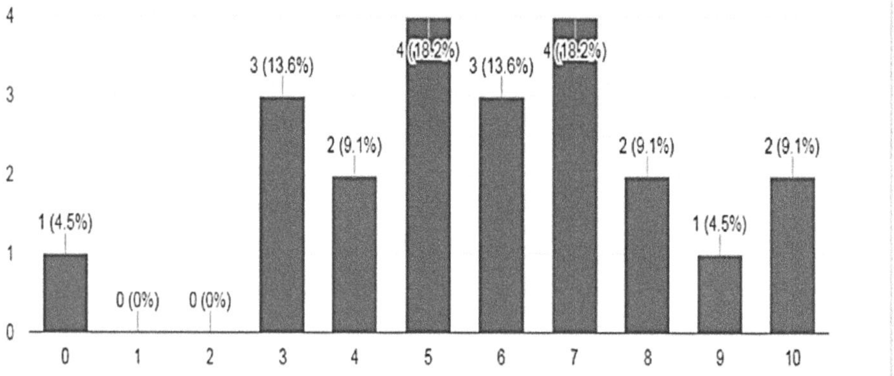

(0 = Aucun impact ; 10 = Impact maximal pouvant aller jusqu'à l'arrêt complet des cours)
Source : données d'enquêtes terrain

On se rend compte que seulement 27,2 % des répondants estiment que l'impact est faible, contrairement à la grande majorité de la population étudiée.

Par ailleurs, tous les secteurs éducatifs ont été affectés par cette crise sanitaire, en particulier la formation professionnelle, l'éducation primaire, secondaire et alternative (Figure 3).

Figure 3: Secteurs éducatifs affectés

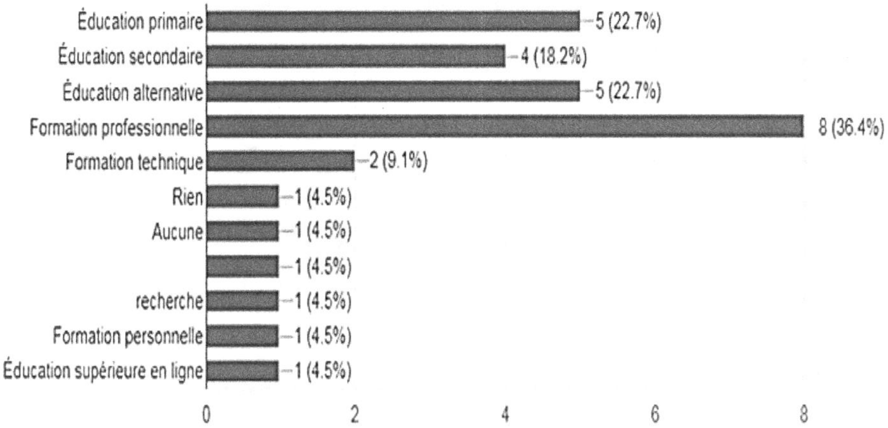

(0 = Aucun impact ; 8 = Impact maximal pouvant aller jusqu'à l'arrêt complet des cours)
Source : données d'enquêtes terrain

Concernant le niveau d'activité du personnel, 45,5% de la population d'étude considère que son niveau d'activité reste inchangé, contrairement à 36,4 % qui se considère plus actif ; de son côté, 18,2% des répondants constatent une baisse de leurs activités de plus de moitié.
En vue de mesurer l'appréciation de la continuité pédagogique par les acteurs, six questions leur ont été posées au tour de :

- L'appréciation de la situation pédagogique actuelle ;
- L'appréciation du niveau actuel de fréquentation ;
- L'existence ou non d'un plan de rattrapage actualisé ;
- L'existence d'un plan de renforcement des capacités des enseignants ;
- La couverture des programmes ;
- Et l'inclusion des personnes vulnérables.

Environ trois cinquièmes des répondants considèrent que la situation pédagogique et la situation de fréquentation actuelle sont acceptables

(63,6 % dans les deux cas - Figure 4 et Figure 5) par rapport à l'année dernière. Toutefois, plus du quart des répondants (27,3 %) estiment que des améliorations restent à faire. Toutefois, on note une baisse de scolarité observée chez les filles et des problèmes d'absentéisme dans les établissements à double flux surtout pour le groupe du soir. Par ailleurs, près de 7 répondants sur 10 pensent qu'il n'y a ni plan de rattrapage actualisé (68, 2 %), ni plan de renforcement des capacités des enseignants (72,7 %).[8]

Concernant la couverture des programmes, elle est jugée acceptable par 63,6 % de la population étudiée, contrairement à 31,8 % qui voit la nécessite de l'améliorer. Ce qui indique que certaines écoles accusent un retard dans la couverture des programmes. En outre, plus de la moitié des répondants (54,5 %) considèrent que la prise en compte des personnes vulnérables est adéquate, alors que 18,2 % la trouvent plutôt mauvaise et que 13,6 % pensent qu'elle nécessite des améliorations (Figure 5).

Figure 4: Appréciation de la situation pédagogique actuelle

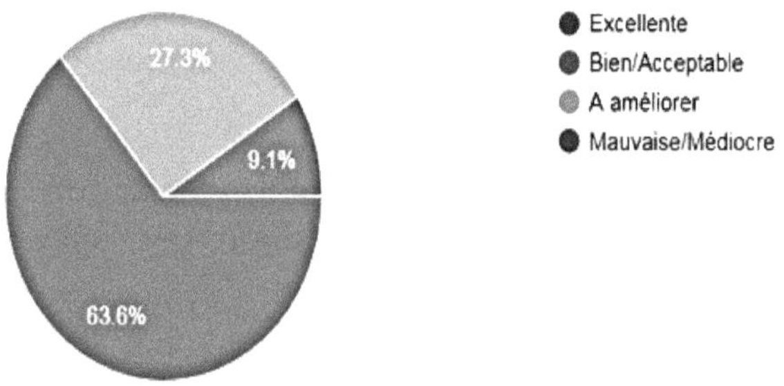

Source : données d'enquêtes terrain

On peut retenir de ce qui précède, qu'en dépit d'une mention acceptable attribuée à la situation pédagogique, plusieurs répondants ont souligné la nécessité d'améliorer l'accès aux outils TIC et le soutien des personnels enseignants.

[8] En guise de mesure de distanciation sociale, les écoles ont mis sur pied un système à double flux (matin et soir).

Figure 5: Appréciation de l'inclusion des personnes vulnérables

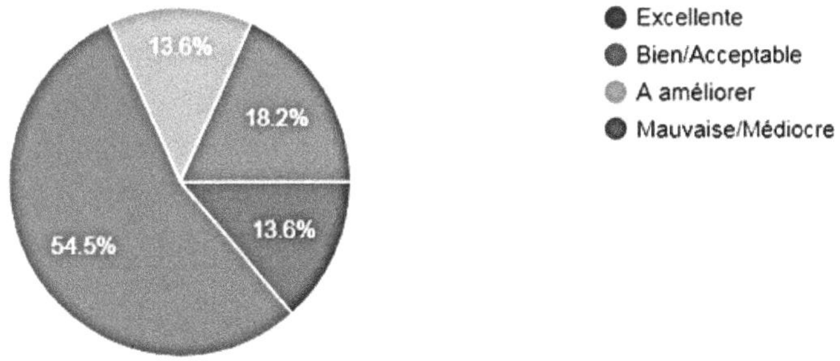

Source : données d'enquêtes terrain

L'achèvement des programmes et la qualité des contenus en pâtissent grandement. Cet impact négatif est plus significatif encore sur l'enseignement secondaire technique où les acteurs se sentent presque démunis face à la difficulté de former les techniciens et professionnels à distance.

Les focus groups ont révélé divers lieux d'accès à la formation à distance : la maison pour la plupart des enquêtés, mais aussi chez les voisins " nos voisins sont venus suivre le cours retransmis par la télévision avec moi", confient quelques-uns. Pour un petit nombre, la formation s'est faite dans des lieux publics tels que le cybercafé et les télécentres communautaires ; d'autres se sont regroupés autour de leurs répétiteurs.

Le temps de travail et le rythme ont été aussi variables, notamment en fonction du temps de retransmission et de la disponibilité des parents pour accompagner les apprenants. "*Nous les avons mis au travail, nous avons surveillé leurs devoirs et leur avons apporté tout notre appui",* confient certains parents.

La communauté, la famille, la fratrie, les pairs et le voisinage ont donc joué un rôle primordial dans la continuité pédagogique. "*Chaque jour, après les travaux ménagers, nous leur avons donné les devoirs et les avons corrigés*", affirme un parent. "*Nous avons utilisé le téléphone pour rester en contact avec les enseignants et demander leur aide quand c'était nécessaire"*, déclare un autre.

L'extrait est très explicite quant à l'implication des parents pour la continuité pédagogique :

"Nous avons reçu chaque semaine (les lundis) les travaux dans les cahiers des élèves, nous allions chercher les cahiers à l'école et venions remettre les cahiers le lundi suivant pour prendre un autre cahier dans lequel l'enseignant a mis les devoirs de toute une semaine. Le cahier déposé sera corrigé par l'enseignant et le cahier emporté comprend les activités de toute la semaine pour ceux qui ont des téléphones Android, les cahiers sont photographiés et envoyés aux parents."

Avec les doubles flux et les triples flux du système de mi-temps mis en place, la Covid-19 a été plus préjudiciable aux filles qu'aux garçons. En effet, sous l'effet combiné des mécanismes présentés plus haut et de la réduction des revenus des ménages liés à cette crise sanitaire, les parents dont les revenus sont faibles et/ou dont les préjugés sont défavorables aux femmes pourraient décider de consacrer les ressources disponibles à l'éducation des garçons au détriment de celle des filles.

De ce qui précède, on s'aperçoit que le coût a des conséquences économiques et sociales imposées par les cours à distance. Ainsi, le risque de réduction de l'accès à l'éducation pour les couches vulnérables va s'accentuer du fait de la pandémie. La marginalisation des apprenants des couches socio-économiques faibles pourrait être la résultante de plusieurs scénarios. Premièrement, du fait de la baisse du budget de l'état camerounais consacré à l'éducation, les établissements publics qui accueillent surtout les couches défavorisées sur l'étendue du territoire national, verraient leurs capacités d'accueil réduites avec notamment les mesures de distanciation sociale.

Deuxièmement, les établissements scolaires pourraient aussi imputer certains frais aux parents, transférant ainsi aux ménages une part plus ou moins importante du financement auparavant assuré par l'État. En effet, on observe qu'en plus des frais scolaires, les établissements exigent des ménages divers autres frais : adhésion à l'association des parents d'élèves, achat d'une table-banc, de rames de papier, de matériel informatique, de boîtes de craie, etc. Il est donc à craindre que, pour faire face aux difficultés de l'État, ce type de frais se généralise davantage et connaisse une hausse, au-delà des capacités de certains ménages.

Dans l'Enseignement secondaire en général, l'intégration des CRM dans la vie des lycées est au cœur de la pédagogie. Dotés d'outils multimédias, ils sont à la fois un lieu de formation, une banque d'outils pédagogiques pour les professeurs et un lieu de production pour les élèves. Ces réseaux pédagogiques mis à la disposition des élèves ont permis l'initiation et la formation des élèves aux TIC, l'accès aux logiciels éducatifs avec les enseignants dans les matières de base pour adapter l'enseignement au niveau des élèves.

À l'université, des plateformes privilégiées ont surtout été Moodle pour la plupart. On a aussi noté des combinaisons de plusieurs médias intégrant les outils de téléconférences comme Skype, Jitsi et Zoom... et les vidéos à certaines plateformes pour améliorer les interactions entre acteurs et participants.

Le renouveau de la formation des enseignants du supérieur dans le cadre du « projet CertnumpSup », certificat de pédagogie numérique, ont permis la formation de plus d'une centaine d'enseignants du supérieur à l'utilisation des plateformes numériques, la production des ressources pédagogiques, la mise en ligne des cours et le tutorat en ligne.

La pandémie du Covid-19 a entraîné de profondes modifications dans les pratiques pédagogiques. L'habitude des leçons en présentiel a été remplacée par des formations à distance afin de continuer le processus d'enseignement-apprentissage, l'année scolaire n'étant pas encore achevée. En effet, les TIC sont des artefacts qui sont, non seulement des instruments cognitifs, mais aussi de puissants organisateurs de l'interaction humaine (Djeumeni Tchamabe, 2011). Aux pratiques pédagogiques classiques, la Covid-19 a constitué une opportunité d'expérimentation des FOAD à une plus large échelle. Les FOAD ont ainsi fourni une réponse éducative aux besoins éducatifs fournis en temps de confinement.

Par ailleurs, plusieurs questions sont soulevées par rapport à l'évaluation et à la confiance/qualité que l'on peut accorder à l'évaluation à travers les TIC. Les expériences de télévoteurs pour l'évaluation à l'université, l'utilisation par le GCE board des lecteurs numériques pour la correction des QCMs, et les activités d'évaluation à travers la plateforme Moodle, WhatsApp ou Instagram et Facebook révèlent des formes d'appropriation diverses de technologies liées aux manques de formation, d'infrastructures et à la qualité des connexions électriques et internet.

En plus, une évaluation en ligne peut être coûteuse au plan économique et institutionnel ; malgré les avantages d'une évaluation avec les TIC à distance, la société est demandeuse de garantie de qualité en termes de sécurité, d'égalité, d'équité, de justice, de transparence et d'objectivité. La recherche (Fonkoua, 2006) montre que dans les cas d'innovations, les acteurs adoptent plusieurs postures : pionnières, hésitantes ou hostiles et opposantes farouches.

Les approches pédagogiques traditionnelles ont privilégié l'évaluation en face à face (par papier, crayon) dans un lieu et un temps donnés. Les ressources pédagogiques en ligne sont à la disposition des enseignants et des familles afin de les aider à adapter l'enseignement aux principes d'autonomie. Les établissements ont numérisé les bulletins de notes et les aspects liés à élaboration des outils d'évaluation pour l'administration en mode présentiel. L'évaluation avec les outils technologiques à distance est un vrai défi pour le système éducatif au Cameroun.

Les défis posés compliquent le rôle des parents. Devenus enseignants, les parents ont exercé leur autorité pour imposer de manière beaucoup plus dure des horaires, des dictées et des problèmes, autant de tâches auxquelles ils n'étaient pas préparés. Ce qui, du reste, contribue à développer un climat de tensions entre les enfants et les parents, puisque c'est l'école qui assure principalement cette fonction de la transmission du savoir qui requiert un rapport d'autorité entre maître et élèves.

Des scenarii de délégations de rôle ou de fuite ont été mises en place par certains parents : les répétiteurs, les aînés dans la fratrie ou les logiciels et émissions de soutien. Très peu de parents ont utilisé les technologies pour accompagner les enfants. Un parent a affirmé avoir mis les enfants en face de « National geography » ou de dessins animés sans préciser l'objectif pédagogique de cette exposition.

L'aspect chronophage de ce nouveau rôle a été aussi identifié par les parents qui ont affirmé que ce travail de parent-enseignant a pris beaucoup sur leur temps de travail.

Par ailleurs, les parents ont exprimé leur ressenti par rapport au manque d'organisation et de coordination des activités. Les répondants ont affirmé que les devoirs sont « tombés à flots » pendant un moment avec les dates de rendus qui étaient les mêmes mettant une plus grande pression sur les enfants, les parents et la famille.

La communauté éducative dont les apprenants, les enseignants, les parents et les administrations, les politiques, ont besoin de conditions pour réussir l'innovation.[9]

5. Conclusion et recommandations

Ce chapitre a porté sur la continuité pédagogique au Cameroun dans le contexte de la crise sanitaire de la covid-19. À partir des enquêtes terrain et des focus groups, de l'analyse documentaires réalisés avec les acteurs, l'étude conclut à un impact significatif de la pandémie sur les activités d'enseignement et d'apprentissage. Tous les secteurs éducatifs ont été affectés par cette crise sanitaire, en particulier la formation professionnelle, l'éducation primaire et secondaire.

Par ailleurs, une proportion non négligeable de répondants constate une baisse de leurs activités, mais aussi une couverture inadéquate des programmes, en plus d'une absence de plan de rattrapage actualisé des cours en raison des fermetures temporaires des écoles, d'une part, et de plan de renforcement des capacités des enseignants compte tenu de l'importance accrue de l'enseignement à distance, d'autre part.

Par ailleurs, l'étude met en lumière le risque de réduction de l'accès à l'éducation pour les couches vulnérables en raison de la pandémie, tenant compte de la réduction du budget de l'état alloué à l'enseignement public, d'une part, et de la possibilité pour les écoles de rapporter la facture aux ménages déjà en difficulté en raison de la crise sanitaire. Cette situation constituerait une entrave au principe d'égalité dans l'éducation.

En outre, ce chapitre montre qu'en raison d'une impréparation des parents, l'enseignement à distance peut être une source de tensions sociales (parents-élèves). Sur le plan pratique, la conduite de cet enseignement s'est réalisée avec les « moyens du bord » (réseaux sociaux – WhatsApp, Facebook, etc.) qui ne sont pas nécessairement appropriés.

À la lumière de ce qui précède, l'étude aboutit aux recommandations visant à adopter des politiques éducatives résilientes visant les équipements, le renforcement des capacités des acteurs et

[9] Voir Djeumeni (2020) et Fonkoua (1996) pour les modèles d'appui de la communauté éducative pour l'intégration de l'innovation.

l'accélération des transformations pédagogiques pour une continuité pédagogique effective. Notamment :

- L'accélération des politiques d'équipement pour renforcer les solutions technologiques mixtes dans les établissements scolaires à tous les niveaux maternel et primaire, secondaire et supérieur.
- Le renforcement des capacités des acteurs sur la classe inversée, la conception des cours à apprendre à distance et le changement des modes d'éducation pour passer des méthodes traditionnelles aux méthodes modernes d'éducation.
- La transformation en numérisant les pratiques d'évaluations pour favoriser les évaluations sommatives intégrant les TIC objectives, transparentes, fiables et valides.
- La mise en place, pour les élèves, d'un plan de rattrapage pour améliorer leurs compétences et les apprentissages.
- L'amélioration de la télésupervision pour apporter à la chaîne de supervision le soutien et l'encadrement psychosocial dont elle a besoin pour surmonter les difficultés liées à l'impact de la covid-19 sur la continuité pédagogique
- La transformation des établissements scolaires en organisation apprenante où le travail en équipe est une règle de développement professionnel entre les directeurs, chefs d'établissements, les parents les enseignants et autres personnels qui interviennent au sein des institutions scolaires
- Le renforcement les effectifs des enseignants pour lutter contre les dépressions et les démissions dues à la surcharge de travail.

Références bibliographiques

AUF. (2020). *Covid-19 : « Nous devons réajuster voire réinventer nos méthodes pédagogiques ».* Educatif. https://www.auf.org/nouvelles/actualites/covid-19-devons-reajuster-voire-reinventer-nos-methodes-pedagogiques/

AUF (b). (2020). *COVID-19 : Les établissements d'enseignement supérieur membres de l'AUF et ses partenaires se mobilisent.* https://www.auf.org/nouvelles/actualites/covid-19-

etablissements-denseignement-superieur-membres-de-lauf-partenaires-se-mobilisent/

Azzi-Huck, K., et Shmis, T. (2020). *Covid-19 : Gérer l'impact sur les systèmes éducatifs dans le monde*. Banque Mondiale Blog.

Deslandes, R., et Potvin, P. (1998). « Les comportements des parents et les aspirations scolaires des adolescents. » La revue internationale de l'éducation familiale, 2 (1), 9-24.

Fotsing, J., Fonkoua, P., Djeumeni Tchamabe, M., Tonye, E., (2017). "Usages des téléphones mobiles en milieu universitaire Africain. Cas des universités camerounaises." *Journal of Research in Open, distance and e-Learning*, vol (1) issue 1, 253-263.

Frau-Meigs, D. (2020, mai 3). *Pédagogie à distance : Les enseignements du e-confinement* [Academic rigour, journalistic flair]. THE CONVERSATION. https://theconversation.com/pedagogie-a-distance-les-enseignements-du-e-confinement-137327

INEE. (2004). *Normes minimales d'éducation en situations d'urgence, de crises et de reconstruction.*

Jézégou, A. (2007). La distance en formation : Cadre opérationnel pour caractériser la distance transactionnelle d'un dispositif. *Actualité de la Recherche en Education et en Formation.*

Taptue, P.-C. (2020, mai 3). *La continuité de l'école par temps de covid-19* [Recherche scientifique]. Social Scientists Initiative. http://covid-19-cameroon.org/la-continuite-de-lecole-par-temps-de-covid-19#page-content

UNESCO. (2016). *Education 2030 : Déclaration d'Incheon et Cadre d'action pour la mise en oeuvre de l'Objectif de développement durable 4.*

UNESCO b. (2020, mars 10). *L'UNESCO mobilise les ministres de l'éducation face à l'urgence COVID-19 alors qu'un élève sur cinq est déscolarisé.* https://fr.unesco.org/news/lunescomobilise-ministres-leducation-face-lurgence-covid-19-quun-eleve-cinq-est-descolarise

UNESCO. (2020, mars 25). *Impact du Covid-19 sur le système éducatif du Cameroun* [Educatif]. https://fr.unesco.org/news/impact-du-covid-19-systeme-educatif-du-cameroun

UNESCO: un référentiel de compétences pour les enseignants. Vingt ans se sont écoulés depuis les premières expériences. Consulté le 27/1/2020

Teachers' Continuous Professional Development and E-learning in the post-COVID-19 era: A proxy for achieving SDG4 in Cameroon.

Sylvanus, W. NGU [1*], Patience P. Teneng[2],

[1] Postgraduate school of Humanities and Society, The University of Maroua, Cameroon.
[2]Faculty of Education, The University of Yaoundé I, Cameroon.

ngusylvanuswara@gmail.com.

Abstract.

Sustainable Development Goal 4 abbreviated herein as SDG4 advocates for quality, inclusiveness and continuous education for all, the world over. While governments, through education systems are struggling to achieve this goal, the outbreak of the famous health pandemic, COVID-19 took everyone by storm, and imposed a shut-down of schools around the world. As a response mechanism, E-learning has been adopted to permit learning to continue. To this, teachers constitute key drivers to sail through successfully. However, the level of technology literacy of teachers in Cameroon is still wanting. A regrettable setback, evident at the peak of Covid-19. This study used the descriptive approach. Hence, Information was collected through documentary research, while educational authorities and teachers at all levels were purposefully sampled for interview. Content analysis was used and, findings revealed existing, but significantly insufficient measures taken by the education system to prepare the teaching corps for post-Covid-19 teaching. Recommendations have been made to these authorities to establish significant continuous e-learning training for the teaching corps in Cameroon.

Keywords: E-learning, Covid-19, SDG4, Teachers, Continues professional development.

Résumé

L'objectif de développement durable 4, abrégé ici en ODD4, prône la qualité, l'inclusion et l'éducation continue pour tous, dans le monde entier. Alors que les gouvernements, à travers les systèmes éducatifs peinent à atteindre cet objectif, le déclenchement de la fameuse pandémie sanitaire, le COVID-19 a pris d'assaut tout le monde, et a imposé la fermeture des écoles à travers le monde. En tant que mécanisme de réponse, l'apprentissage en ligne a été adopté pour permettre la poursuite de l'apprentissage. Pour cela, les enseignants constituent des moteurs clés pour naviguer avec succès. Cependant, le niveau de culture technologique des enseignants au Cameroun laisse encore à désirer. Un revers regrettable, évident au plus fort du Covid-19. Cette étude a utilisé l'approche descriptive. Par conséquent, les informations ont été collectées par le biais de recherches documentaires, tandis que les autorités éducatives et les enseignants à tous les niveaux ont été délibérément échantillonnés pour des entretiens. Une analyse de contenu a été utilisée et, les résultats ont révélé des mesures existantes mais nettement insuffisantes prises par le système éducatif pour préparer le corps enseignant à l'enseignement post-Covid-19. Des recommandations ont été faites à ces autorités pour mettre en place une importante formation continue en e-learning pour le corps enseignant au Cameroun

Mots-clés : E-learning, Covid-19, ODD4, Enseignants, Formation professionnelle continue.

1. Introduction.

Unfortunately, the efforts by the Cameroon government to achieve SDG4 by 2030, and most particularly the 2035 vision of an emergent nation through education have suddenly received a break down resulting from the covid19 global health pandemic. In December 2019, the World Health Organization (WHO) identified the emergence of the deadly corona virus in the Wuhan province of China which later became an unprecedented global health crisis in the 21th century. This led to the disruption of school at all levels in 190 countries and in all continents around the globe. UNESCO estimates as of April 2020 counted about 1.6 billion children and youths who were out of school; whereas approximately 91% of those enrolled in formal education programs were affected. In Cameroon, a prime ministerial order of March 18, 2020 closed down 31,851 schools with over 7 million children and youths of school age affected, about 4,200 community learning have also been closed across the national territory in an attempt to contain the spread of the covid-19 spread, (UNICEF, 2019). Cameroon is a leading nation in the central African region in terms of education quality and quantity.

Yet, education has to move effectively in full respect of the quality standards prescribed in SDG4. But for this to be realistic, teachers among others constitute a crucial drive for the effectiveness of schooling at all times. But we are in a different context as compared to that of yesterday. It is the covid-19 context that which has imposed a new normal where by traditional learning has almost completely shifted to online learning. A shift which require teachers to follow suite. Given the low level of appropriation of EdTech by Cameroon teachers as described by (Josué, 2007, Mbangwana, 2008, Fonkoua, 2009, Nkwenti, 2015, Teneng & Ndjebakal, 2017, Beche,2013b, 2019, and Karsenti 2009), the question that erupts in everyone's mind is: to what extent have teachers at all levels of education been prepared to cope with post-covid-19 classrooms? Finding answers to this question constitutes the main objective of this study. Therefore, the measures put in place by the education system to develop teachers' skills to integrate the new wave imposed by this pandemic constitute the fulcrum of analysis in this study.

Specific objectives:

- To evaluate the current state of teachers' skills in online education resulting from basic training, continuous training and experience at the work place, and how it can be of help in the post-covid-19 era.
- To examine the measures put in place by the state through educational authorities to develop online education skills in teachers to permit them adapt to the post-covid-19 era.
- To examine individual efforts by teachers themselves to develop online education skills to cope with post-covid-19 classrooms.

2. Literature review.

2.1. The current state of e-learning in Cameroon: where do teachers stand?

The framework for measuring teachers' skills and engagement in the pedagogic integration of ICT have received considerable research, and documented by UNESCO (2010), Roger (1995). In this light, Rogers (ibid) identified five categories of teachers with various levels of techno-pedagogic skills: innovators, premature users, advanced majority, late majority and late comers. On its part, UNESCO (ibid) groups teachers into three categories of skills which are: 1. Technology literacy, 2. Technology Deepening, 3. Technology Creation. Teachers are required to acquire advanced skills so as to be able to use ICT tools for lesson preparation, presentation either online or on site with the help of a video projector. Tchombe (2009) corroborates this view as she posits that pedagogic integration means choosing and using the right applications, and tools for the preparation, presentation and evaluation of learning.

Adding to the above, several studies in African countries, America and Europe provide a skills profile on digital education by teachers. According to (Danvoye, 2002; 2001; 2000; Garnier & Gauvin, 2000; Larose, Grenon et Palm, 2004; Karsenti, 2004; Gervais, 2000 as cited in Bibeau, 2005), teachers have different levels of ICT integration depending on training and learning need. These levels include:

- ***Pioneers:*** this category has reached the highest level of digital literacy (4-5), they go beyond teaching learners basics, to effective usage of these tools, to learn, carry out research, create applications and other innovations. They even help their colleagues in appropriation of digital pedagogy.
- ***Sceptics:*** they easily get discouraged by pedagogical integration challenges, and may even refuse taking initiatives if the conditions are not favorable. They are subdivided into two groups: 1. **the Unsecured**-they constitute the late comers as described by Rogers (1995). Their level of digital literacy falls between 3-4. They use ICT tools to prepare lessons at home, but are afraid to use them in classes for lesson presentations, a strong recommendation for Cameroon teachers by (Tchombe, 2009, Fonkoua, & Beche, 2016). It is on this group that not much efforts are required to get them techno-

pedagogically ready for the post-covid-classroom. 2. **The Fearful-** the level of techno-literacy is two. To them, a computer is a mysterious box, which is very difficult to understand. They shy away from using it both at home and in school. They even lack knowledge on how to connect to the internet. It is on this group that urgency is needed, and much work has to be done.

- ***The hesitant:*** their level of technology literacy is between 1-0. They are not even convinced that ICT can facilitate teaching-learning, and improve performance. The training need by this group is very important.

A careful reading of this framework presented by these studies can help a system identify the level of technology literacy of their teachers, then know the level or dose of training to update them with. It is very difficult to conclude what obtains for Cameroon teachers as per their digital literacy level. However, a careful review of literature based on the time Cameroon embraced technology in education, and the evolution of classroom adaptation can better situate us in this study. This discourse is presented in the section that follows.

2.2.The evolution of ICT in education in Cameroon: a critical review.

In the age of unparalleled digital evolution in education, it was only in 2001 that ICT was officially launched into the school curriculum in Cameroon by the president of the republic. This saw the arrival of the cyber education project which targeted the secondary and higher education sectors, (Josue, 2007. Since then, multimedia resources centers have gradually opened in almost all state universities, while secondary schools and teachers' training colleges are progressively receiving funding to open these centers, (Josué, ibid). Monitors have been trained, while online learning platforms have been created in most of these universities, an aspect which is operational mostly in urban secondary schools. In this light, (Karsenti et al., ibid) expressed gross dissatisfaction in the rate at which secondary schools in Cameroon integrated ICT in the learning process. These writers explain that not only do schools own no computers, but that school mangers and teachers do not have any practical knowledge on how to manipulate a computer, yet you find them teaching the parts of a computer and how to manipulate a computer in the classrooms simply based on text books.

However, this bizarre culture toward the pedagogic integration of ICT is long old as explained by Professor Fonkoua in a report by ADEA (2004), ROCARE (2006,2008) in Karsenti et al., (2009), that the absence of a strong and high speed internet connection, computer equipment and adequate multimedia rooms constitute among others obstacles to online learning in countries of the south. Earlier on, connected to this Koffi Annan, at the world summit on information societies in Tunis in 2005, in a speech in August 26, 2006 at the University of Nairobi, pointed out with discontent the low pace at which African countries were embracing technology. Thus emphasizing the unprecedented benefits of technology in developing African economies. Obama on his part in the same occasion even went as far as illustrating the fact that Kenya and South Korea were on the same economic development index 40 years back, but that the Korean economy became 40 times better off than Kenya as of 2006, thanks to their full engagement in technology. This is true for Cameroon as Fonkoua (ibid) corroborates this line of argument when he notes that a study carried out by (L'Union Internationale des Telecommunication ,2008) revealed that 93% of countries with a significant technology culture are from Asian-pacific and the Americas, whereas Oceanic and African countries, in which Cameroon falls, still register very low adherence to Technology.

However, it has been over a decade of technological advancement, most particularly in the domain of education. The recommendations made by Fonkoua since the 2000s all focused on the relevant training of secondary and tertiary education teachers in EdTech, and most particularly in blended learning. Though this has been slow, his findings have significantly planted the seed for policy-reforms, curriculum, and research in online education in Cameroon. He however concluded that it is more than ever urgent for the education system to engage in the training of teacher trainers first, then, allow for the rest to follow in the required order. In his work published in 2006b, he foresaw days like today as he predicted an inevitable future of video-pedagogy, interactive white board, and total online pedagogy where teachers will have limited face-to-face contact with learners, and that learners will be very fortunate to follow classes effectively, no matter where and when they find themselves. Thus, the question of material resource will soon be a minor problem as compared to that of human resource in online education. The present study investigates online education preparedness by teachers, which falls squarely with the discourse upheld by Fonkoua, but for the context of Covid-19 which poses a difference. However, there is an urgent need to prepare teachers with online education skills whether covid-19 based contexts or not, for the unknown future.

Unlike Fonkoua, Tchombe (ibid) appeals to teachers to be conscious of the diversity of the 21st century learning environment which is characterized by continuous scientific and technological innovation, and the effective presence of these technologies in the classroom, though mostly by learners rather. It has been observed that learners even destroy their books just to hide their mobile androids into the school campus though prohibited by school internal rules and regulations (the Discipline office of Government Bilingual High School Mendong, 2019). According to Fonkoua & Beche (2016), the omnipresence of ICT tools in the classroom is increasingly interesting, thus, making it absurd to imagine today's classroom without ICT. In this vein, Tchombe contends that "teachers across the education spectrum need to acquire and internalize effective and usable skills in managing ICT in teaching and learning". She concludes that this is meant to make you an informed, dynamic, and innovative teacher who is able to sail through the fourth industrial revolution imposed by technological innovation. The fulcrum of Tchombe's work was mainly in the use of ICT in pedagogic and evaluation processes. To her, it is a great task for teachers since they will have to carry out online research, prepare lessons using computers and internet, use projectors to present their lessons, interact with learners in online learning platforms, and evaluate learners through online mechanisms as well. This is blended learning in practice since face-to-face meeting still maintains, but not quite often. The billion and one-dollar question is, are today's teachers equipped with such skills to sail through successfully as described by this author? This aligns with the present study as the nature of the classroom in the post-covid-19 era seem to be of this requisition, differs bit on the basis that this study solely focuses on teachers' continuous professional development in online education.

However, the works of Karsenti, Traore, Fonkoua, Sene, Tchombe, Ngamo, on the pedagogic integration of ICT in Africa and Cameroon in particular has significantly illuminated this domain, and therefore has contributed to place us this far. Their call has mainly focused on the question of teachers continuous professional development in the domain of Educational Technology, for teachers with quality E-learning skills constitute the main drivers for learning to escape any disruption in the future as currently observed with the Covid-19 crisis. This will permit the successful planting of the technology culture in Africa, and therefore, achieving SDG4.

Interestingly, the teacher-e-learning-skills equation has received increased attention in recent years by young, vibrant and ground breaking Cameroon researchers such as Djeumeni, Beche, Teneng & Njebakal, Nkwenti, and the list is not exhaustive. In this light, Djemeni(2010) in her doctorate dissertation investigated how teachers perceived their roles in the age of omnipresence of ICT in the teaching-learning process, and how they can obtain the skills need to fully integrate ICT in their classroom practices. This author sailed through education and public policy dispositions guiding the pedagogic integration of ICT in Cameroon schools, and however realize that these policy orientations are good, but fell short of adequate actions. Njebakal & Teneng(2017) corroborate Djemeni as they demonstrated the crucial role technology can play in preparing graduates to cope in the 21st century environment. These authors challenged policy makers, managers, teachers and students to embrace technology learning and professional practices urgently, so as not to be left behind. These writers therefore recommended for increase seriousness by policy bodies in actions towards the development of ICT skills in teachers so as to permit the country survive the fourth industrial revolution characterized by a dramatically changing knowledge-based economy.

In the same vain, Beche (2019) explains that the 2001 higher education law, in its Article 11recognises online distant learning(ODL) as a means of continuous professional development, and an alternative mode of training. This has inspired most state universities to build projects on ODL, which has resulted to more than 20 Cameroon universities offering distant education as we write (Beche & Fonkoua, ibid). To this, an online distant learning project has been realized by Professor Beche in the Higher Teachers' Training College of the University Maroua where he is the main pilot. Despite the absence of EdTech pedagogic resources, efforts by authorities and sensitization from researchers continue to illuminate the need for this shift into technology oriented culture in education. This author pointed that funding constitutes a major challenge as Cameroon universities are self-financing. He concluded that an already made ODL system cannot be achieved at instant, that it is a gradual process.

The arguments held by the above authors all mesh with the orientation held in this study since the central thesis is to equipment teachers with ICT skills to better manage the 21st century classroom. However, this study seeks to evaluate the ready-to consume pedagogic approach established by the education system for post-Covid-era, for which preparing teachers at all levels is critical.

2.3. Teachers' skills in online education and SDG4: what nexus?

A recent evaluation of sustainable Development Goals (SDGs) indicators in Cameroon in 2018 reveals a heavy task to be achieved within SD4 by 2030, (Ministry of Economy, Development and planning, 2018). As a matter of fact, target 4.2 aims to ensure that by 2030, all boys and girls should have quality early childhood development, care and pre-primary education so that they are ready for primary education. However, statistics show that as of 2015, preschool gross rate was 37,5% for children aged 4-5, primary school completion rate by sex was 72.8% for girls, and 79,7% for boys. In the same vein, target 4.6 aims at ensuring that all youths and a substantial proportion of adults, both men and women achieve literacy by 2030 amid statistics of 2015 which indicate that the literacy rate of young women aged 15-24 was 68%, while literacy rate of male youths aged 15-24 was 83%. In the same light, goal 4.c aims to substantially increase the supply of qualified teachers, including through international cooperation for teacher training in developing countries. The billion and one-dollar question is, what and how should the Cameroon education stakeholders react in order to fill these gaps towards achieving SDG4 amid the Covid19-context?

In this reflection, the Cameroon government and her partners have taken key measures towards the achievement of these goals among which we have the recruitment of 1000 basic education teachers into the public service, and the recent launch by the government to recruit 12000 trained primary school teachers in the next 4 years into the civil service, (Ministry of Basic Education, 2020). However, it suffices to mention that the "New Normal" imposed by covid-19 has made things to turn around. The definition of qualified teachers requires a shift to online skills development. This means that teachers' training programs need a significant integration or embedding of EdTech dispositions.

With this, we shall be establishing a nexus between online education and SGD4. A nexus that researchers are still to established or have done in an unconscious manner in Cameroon. SDG4 requires for education quality in all spheres, inclusive and continues education per se. As a matter of fact, it captures the enhancement of functional, Technical, vocational, entrepreneurial skills, and briefly the 21st century job market skills as a whole. In the age of dramatic technology revolution in education, Beche & Fonkoua (Ibid) insists that the quality of education cannot be achieved and maintained with a very weak presence of ICT in teaching-learning process. To this, one is tempted to run in the same footing with Beche (2019) as he contends that it is not by chance that the orientation law on higher education in Cameroon affirms ODL as an alternative of education and continuous training. This is in a bit to align with precepts of SDG. Perhaps, teachers are the main drivers of this online education, thus establishing the nexus between teachers' online education skills and SD4.

In 2015, Ndongfack carried out a study on 400 primary school teachers to determine their level of appropriation of ICT in the teaching-learning process. This, in a bit to identify existing ICT skill gap, so as to recommend for their training. To Nkwenti, achieving quality education is a matter of building a solid foundation, which is the basic sector. How therefore could we arrive there when we have a significant skill gap from the point of departure? The findings of his study revealed that primary education teachers are aware of the importance of being digitally literate, but however did not have the opportunity to obtain training and tools to sail through. In this guise, this author has again demonstrated that there exists a nexus between teachers' online skills and SDG4. In the context of the covid-19 this nexus becomes very clear as education cannot continue without online education/blended learning. However, the conceptualization of SDG4 goes beyond quality, inclusiveness and continuous education. This explains the fact that Education for sustainable development has recently been considered a precondition for achieving all the goals, a discourse not of interest for now.

3. Methods and material.

This study adopted a qualitative approach, and data was obtained through two main sources, firstly from documents on the covid-19 situation and measures by the state so far. The second was through interviews. The purposive sampling technique was used to select 02 head teachers from randomly picked practicing primary schools, 01 vice principal from secondary education, 01 principal of teacher training college, 02 departmental chairs from the university. Given that the majority of basic and secondary sector teachers were on holidays, we managed to interview 10 of whom 3 were from the basic, and 7 from secondary schools. We equally succeeded to interview 5 university lecturers. The interview was made of three key questions aimed at capturing measures by the state to prepare them for post-covid-19 era, to verify the e-learning skill level and measures for self-preparedness. Data was analyzed with the help of simple content analysis.

4. Results and discussions.

The interviews were recorded and the transcriptions were summarized as follows

Table 1: content analysis table.

Topic/ Question	Response	Analysis
What can you say about the current state of skills in online education resulting from basic training, continuous training and experience at the work place, and how it can be of help in the post-covid-19 era?	<u>**Summary transcription of Departmental chair 1 & 2. (DC1, DC2)**</u> <u>**DC1:**</u> *-Here at the university, I can say the situation of e-learning skills by my teachers is not that bad. For example, in my department, all the teachers own a laptop, and I always see them working with.* *-you know... our training schools do not have multimedia centers, reason why most teachers graduate with little or no ICT skills.* *- but, I think they do not use these tools for teaching because I have never received any of them asking for a video projector to present his/her lesson with.* *- I cannot really score my teachers in online learning skills because they have been exposed to a situation to teach online. But I think that it is quite imperative for these teachers to receive training in online-teaching because it is going to constitute the post Covid classroom.* <u>***DC2:***</u> *-it is really a bad situation with some of my teachers. I discovered that some teachers were unable to build good lessons for online presentation. Most of these teachers do not even master e-learning applications, and how to use them with students.* *-these skills are very important for them since it is going to help them in situations like the Covid in the future.* <u>***Vice principal(VP).***</u> *-beginning from the Higher Teachers' Training Colleges in Cameroon, teachers learn ICT only in theory, and just as basic knowledge for their own use.* *- Secondly, very few secondary schools can boast of a multimedia center, and teachers do not use it for practice quite often. We hardly see teachers even with*	-what we can deduce from these responses is that the skill level of teachers in online learning is very low and requires to be reinforced so as to prepare them for post convid-19 era. These teachers fall among the sceptics, as described by Karsenti et al. The experience at the peak of Covid allowed for the discovery of the weak level of online education skills we have. This falls in the category of the hesitant as karsenti describes. Here, we can conclude that, teachers' training colleges lack dispositions for ICT skills development on teachers. However, we realized that the government had taken dispositions for online education during Covid. However, measures for post-covid-19 are yet to be announced. -The worst of this is at the basic education where teachers have never been exposed to this approach. -these teachers fall within 1-0 digital literacy. SST fall within the sceptics

	laptops here in school, not to talk of online learning. They do not even care about it, even our superiors have not insisted on things like that. *-It was only during the Covid that we were asked to instruct teachers to type lessons and send to parents' mobile phones via emails or WhatsApp. And very few teachers could do this.* *-my teachers are very weak in online education.* ***-primary school Teachers(PST):*** *-we have not been taught computer sciences in a practical way since out training, even our daily activities at school do not permit use to engage in ICT. We have to prepare lesson only in exercise books, and to use the black chalk board to teach.* *-what we have always had is simply pedagogic seminars on competence-based approach teaching methods, we have never had a seminar on how to use computer to prepare and teach.* *- I saw some teachers teaching over the television, may be they received special training on that. We also like to receive it so as to be able to cope in times like Covid.* ***Secondary school teachers(SST):*** -from our training, we had computer as a transversal course which was merely theory. I can only use a computer when I go to the cyber or secretariat to do my school assignments. I really do not have skills for online learning, I do not even know how it functions. -we have come to realize the new mode of teaching as a result of the covid-19, we really need to undergo some training in online education. If the Covid continues this way, the only way out shall be to teach online exclusively. -we have never have a seminar on online education since my three years as a teacher.	who have the tools, and often use for preparation of lessons, but are afraid to use them in class for teaching. However, Covid has made people to realize that there is high need for online education skills. Some teachers are anticipating post Covid already, and are conscious of the type skills needed. -Responses towards the measures show that only the shifting and one learner bench measures have been taken so far, which was to enable the writing of exams at the primary and secondary levels. Nothing has been said with regards to preparing teachers for the new post covid-19 era. However, we are still predicting how this era is going to be.
Question 2: What are the measures put in place by the	***University lecturers(UL):*** -what I know is that we teachers are do not have online education skills; we are already use to face-to-face learning. This migration to online teaching seems to be very difficult.	

state through educational authorities to develop online education skills in teachers to permit them adapt to the post-covid-19 era?	-we have just received instructions to be versed with online education, but no training as of now. -from the look of things, the post Covid is going be blended learning, or shift learning. We really need these skills. **Response** **<u>Summary transcription of Departmental chair 1 & 2. (DC1, DC2)</u>** **<u>DC1:</u>** - At the University level, online education is going to be reinforced in the days ahead. As of now, no concrete measures have been taken by the authorities to prepare us for post covid-19 era. We do not even know how it is going to look like. ***<u>DC2:</u>*** -Nothing for now, I reserve my comments. ***<u>Vice principal (VP).</u>*** -some teachers were trained by the ministry in online education, we do not know if it is going to extend to all the schools. As of now, we still expect the go ahead to be given by the ministry. ***<u>primary school Teachers(PST):</u>*** -nothing as of now. ***<u>Secondary school teachers(SST):</u>*** -no comment. We are expecting the authorities to say something. -***<u>University lecturers(UL):</u>*** -nothing has been done yet, but online platforms are under examination for future purposes. But we really need intensive training in online education.	Most teachers have engaged in personal professional development in ICT, most particularly primary school teachers.
Question n° 3 Can you comment on any individual efforts by teachers themselves to develop skills online education skills to cope with post-covid-19 classrooms?	**Response.** **<u>Summary transcription of Departmental chair 1 & 2. (DC1, DC2)</u>** **<u>DC1:</u>** -some teachers, I think have really put efforts to adapt to this new normal, the way some were engaged in the preparing and sending notes online really impressed me, given that they have not received any particular	

training.

DC2:

-I cannot really tell, but we always have conscious teachers who work hard to cope with new environments.

Vice principal(VP).

-I'm not really convinced they are doing anything to help themselves. The normal here is that everyone waits for the government to do something.

primary school Teachers(PST):

-I and some of my colleagues have taken to start a computer course in a secretariat, we just hope to be ready by October when schools are reopening.

Secondary school teachers(SST):

- ***University lecturers(UL):***

-personal training is relevant, but we really need intensive training in online education.

Source: field statistics.

5. Recommendation and conclusion.

Considering the finding of this study, we therefore recommend as follows:

- Teachers' Training Colleges should take the teaching of ICT with much seriousness, and make it more practical.
- Continuous training to in-service teachers in the form of seminars should be done to develop online education skills on teachers at all levels of education.
- Considering the Covid context, there is an urgent need for educational authorities to organize training sessions for teachers in the acquisition of e-learning skills, and blended learning.
- Given that our context seemingly do not allow us to fully switch to exclusive online education, blended learning should be introduced with shifting mechanisms. This allows for few learners per class, thus respecting social distancing, then, a greater part of the lessons should be sent and discussed

through online education platforms. However, teachers need to be braced with such novelty.

Conclusively, covid-19 caused school lock not only in small nations, but also Giant nations like the USA, China, and Europe shut down schools. This study was set to verify the measures put in place by the education system of the country to prepare teachers to cope with post Covid-era. In this light, three specific objectives were formulated to verify teachers' personal engagement, their initial and continuous training, and if specific measures have been laid down by the state to accompany them in this journey. Findings revealed that teachers received very weak ICT training with no practical at their initial training, while no continuous training has been or is being done. We realized that the measures taken by the government have been limited to the general "STOP THE SPREAD" which is based on wearing face masks, social distancing and frequent washing of hands. We believe that in this fourth industrial revolution, more action by government is needed in terms of continuous professional training of teachers to cope with accompanying changes as with the case of the covid19 pandemic. Training of teachers to use online tools in the teaching learning process will be training and preparation for the unknown future.

6. References.

Anderson, J. (2010). ICT transforming education: A regional guide. *Published by UNESKO Bangkok, 120.*

Béché, E. & Fonkoua, P. (2016). Introduction: Utility, usability and acceptability of open and distance learning in Cameroonian university context. In P. Fonkoua et E. Béché (dir.). Les formations ouvertes et à distance au Cameroun: Entre discours et réalités d'innovation (p. 11-32). Paris: L'Harmattan.

Béché, E. (2013b). TIC et innovations dans les pratiques enseignantes au Cameroun. Frantice.net, 6, 5-21.

Béché, E. (2019). Conceptualizing the Implementation of Distance Learning System at the Higher Teacher's Training College of Maroua (Cameroon).

Béché, E.(2019) Conceptualizing the Implementation of Distance Learning System at the Higher Teacher's Training College of Maroua (Cameroon).

Bibeau, R. (2005). Les TIC à l'école: proposition de taxonomie et analyse des obstacles à leur intégration. *Revue de l'EPI.*

Dhawan, S. (2020). Online Learning: A Panacea in the Time of COVID-19 Crisis. *Journal of Educational Technology Systems*, *49*(1), 5-22.

Djeumeni-Tchamabe, M. (2007). Les écoles normales et les établissements scolaires face aux TICE : le cas du Cameroun. http://www.adjectif.net/spip/spip.php?article29. Retrieved on August 21, 2020.

Djeumeni-Tchamabe, M. (2010). *Pratiques pédagogiques des enseignants avec les TIC au Cameroun entre politiques publiques et dispositifs techno-pédagogiques, compétences des enseignants et compétences des apprenants, pratiques publiques et pratiques privées* (Doctoral dissertation, Paris 5).

Fonkoua, P. (2009). Les TIC pour les enseignants d'aujourd'hui et de demain. In T. Karsenti (dir.). Intégration pédagogique des TIC en Afrique : Stratégies d'action et pistes de réflexion (p.151-181).Ottawa:CRDI.https://en.unesco.org/covid19/educationresponse/solutions. Retrieved on August 22, 2020.

Josué, T. T. (2007). ICT in Education in Cameroon. *Cameroon Country Report produced by Survey of ICT and Education in Africa, available at: www. infodev. Org/infodev-files/resource/InfodevDocuments_390. pdf (accessed 18 August 2016).*

Karsenti, T. (2009). Intégration pédagogique des TIC: Stratégies d'action et pistes de réflexion. *Ottawa: CRDI.*

Karsenti, T. (2009). Intégration pédagogique des TIC: Stratégies d'action et pistes de réflexion. *Ottawa: CRDI.*

Karsenti, T., Collin, S., & Harper-Merrett, T. (2011). Pedagogical integration of ICT: Successes and challenges from 100+ African Schools.

Mbangwana, M. A. (2008). Introduction of ICT in Schools and Classrooms in Cameroon. *ICT and changing mindsets in education. Bamenda, Cameroon: Langaa.*

NAE, N. (2020)." Online Learning During The Pandemic: Where Does Japan Stand?. https://www.researchgate.net. Retrieved on August 20, 2020.

Ndongfack, M. N. (2015). Mastery of active and shared learning processes for techno-pedagogy (MASLEPT): A model for teacher professional development on technology integration. *Creative Education*, *6*(01), 32.

Njebakal, S. E., & Teneng, P. P. (2017). Technological Inputs in Higher Education and Graduate Destinations in Cameroon. The Case of the University of Yaoundé I. *International Journal of New Technology and Research*, *3*(3).

Nsolly, N. B., & Charlotte, N. M. (2016). Integration of ICTs into the curriculum of Cameroon primary and secondary schools: A review of current status, barriers and proposed strategies for effective Integration. *International Journal of Education and Development using ICT*, *12*(1).Overview of sustainable development indicators in Cameroon, 2018 edition. https://www.minepat.gov.cm. Retrieved on August, 15 2020.

Tchameni Ngamo, S. (2007). Stratégies organisationnelles d'intégration des TIC dans l'enseignement secondaire au Cameroun : Étude d'écoles pionnières (Thèse de Doctorat inédite). Département d'Andragogie et de Psychopédagogie, Université de Montréal, Montréal.

Tchombé, T. M. S. (2009). Perceptions of learning: Principles and practices in ICT integrated classroom.

Traoré, D. (2008). Quel avenir pour l'usage pédagogique des TIC en Afrique subsaharienne? Cas de cinq pays membres du ROCARE. In K. Touré, T.M.S. Tchombe et T. Karsenti (dir.). ICT and changing mindsets in Education. Bamenda, Cameroun: Langaa; Bamako, Mali: ERNWACA/ ROCARE.

Troisième programme de contractualisation. http://www.minedub.cm/index.php?id=223. Retrieved August 19, 2020.

WHO (2020). Coronavirus disease (COVID19) Situation Dashboard. https://www.who.int/home. Retrieved on August 20, 2020.

World Health Organization. (2020). Coronavirus disease (COVID-19): situation report, 182.

Structures éditoriales du groupe L'Harmattan

L'Harmattan Italie
Via degli Artisti, 15
10124 Torino
harmattan.italia@gmail.com

L'Harmattan Hongrie
Kossuth l. u. 14-16.
1053 Budapest
harmattan@harmattan.hu

L'Harmattan Sénégal
10 VDN en face Mermoz
BP 45034 Dakar-Fann
senharmattan@gmail.com

L'Harmattan Cameroun
TSINGA/FECAFOOT
BP 11486 Yaoundé
inkoukam@gmail.com

L'Harmattan Burkina Faso
Achille Somé – tengnule@hotmail.fr

L'Harmattan Guinée
Almamya, rue KA 028 OKB Agency
BP 3470 Conakry
harmattanguinee@yahoo.fr

L'Harmattan RDC
185, avenue Nyangwe
Commune de Lingwala – Kinshasa
matangilamusadila@yahoo.fr

L'Harmattan Congo
67, boulevard Denis-Sassou-N'Guesso
BP 2874 Brazzaville
harmattan.congo@yahoo.fr

L'Harmattan Mali
ACI 2000 - Immeuble Mgr Jean Marie Cisse
Bureau 10
BP 145 Bamako-Mali
mali@harmattan.fr

L'Harmattan Togo
Djidjole – Lomé
Maison Amela
face EPP BATOME
ddamela@aol.com

L'Harmattan Côte d'Ivoire
Résidence Karl – Cité des Arts
Abidjan-Cocody
03 BP 1588 Abidjan
espace_harmattan.ci@hotmail.fr

Nos librairies en France

Librairie internationale
16, rue des Écoles
75005 Paris
librairie.internationale@harmattan.fr
01 40 46 79 11
www.librairieharmattan.com

Librairie des savoirs
21, rue des Écoles
75005 Paris
librairie.sh@harmattan.fr
01 46 34 13 71
www.librairieharmattansh.com

Librairie Le Lucernaire
53, rue Notre-Dame-des-Champs
75006 Paris
librairie@lucernaire.fr
01 42 22 67 13

www.ingramcontent.com/pod-product-compliance
Lightning Source LLC
LaVergne TN
LVHW010947061026
849535LV00007B/2611
* 9 7 8 2 1 4 0 2 0 8 0 5 8 *